Arbeitsmaterialien

gegen den sexuellen
Mißbrauch an Mädchen
und Jungen

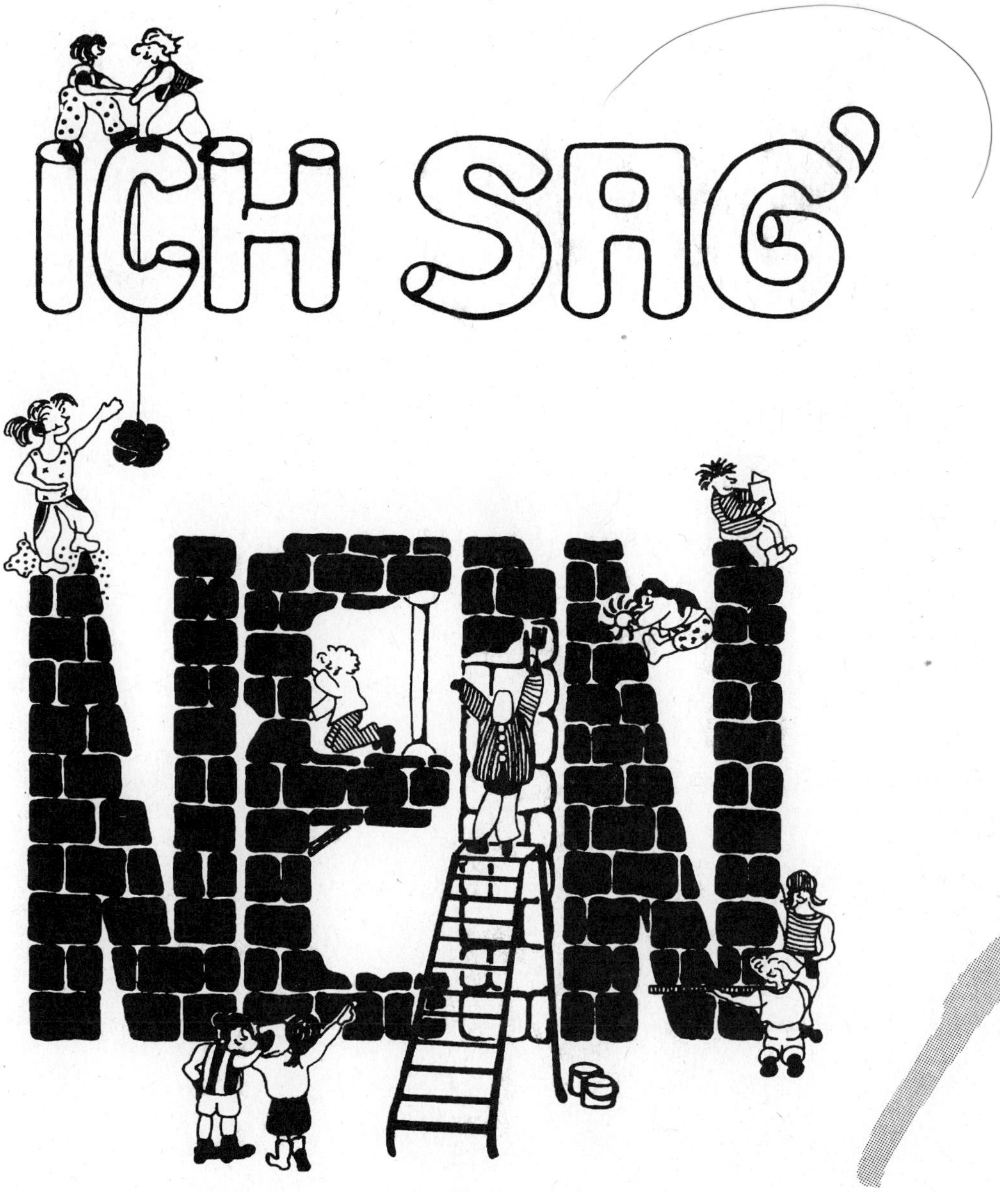

Verlag an der Ruhr

von der Autorin ...

Diese Materialien sind 1989 während meiner Beschäftigung am Institut für Mediendidaktik der Universität Koblenz entstanden. Ich danke den Kolleginnen und Kollegen und vor allem dem Leiter des Instituts, Herrn Prof. Wolfgang Fraunholz, für ihre Unterstützung. Dies gilt auch für viele andere liebe Menschen, die mit Ideen, Ermutigung und Hilfe an der Mappe beteiligt sind.
Die Mitarbeit im Bundesverein zur Prävention von sexuellem Mißbrauch an Mädchen und Jungen e.V. und die Bestärkung der Vereinsfrauen hat mir ebenfalls sehr geholfen. Gefreut habe ich mich über die Rückmeldungen nach Erscheinen der Materialien, besonders über die der Mädchen und Jungen. Und nicht zuletzt waren mir die Gespräche mit Ursula Enders immer besonders wichtig.
An alle: **DANKE !**

Zur Autorin

Gisela Braun, Jg. 1957, Diplom-Pädagogin, arbeitet seit 1985 zum Thema "Sexueller Mißbrauch an Mädchen und Jungen", insbesondere zur Prävention. Arbeitsschwerpunkte sind Fortbildung für soziale und pädagogische Fachkräfte und Elternbildung. Seit 1990 ist sie Referentin bei der Aktion Jugendschutz (AJS), Landesarbeitsstelle Nordrhein-Westfalen in Köln, mit den Aufgabengebieten "Allgemeine Prävention" und "Prävention von sexueller Gewalt an Mädchen und Jungen".

Impressum

Autorin: Gisela Braun
Zeichnungen: Gabriele Konrad, Monika Helwig
Layout: Judith Tüch
Redaktion: Wilfried Stascheit
Verlag: Verlag an der Ruhr,
Postfach 10 22 51, 45422 Mülheim an der Ruhr
Alexanderstr. 54, 45472 Mülheim an der Ruhr
Tel.: 0208/49 50 40
Fax: 0208/495 0 495

9. überarbeitete Auflage

ISBN 3-927279-31-5

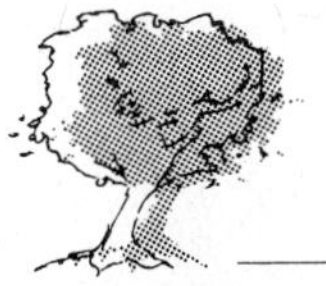

Ein weiterer Beitrag zum Umweltschutz:

*Das Papier, auf dem dieser Titel gedruckt ist, hat ca. **50% Altpapieranteil**, der Rest sind **chlorfrei** gebleichte Primärfasern.*

Inhalt

Vorwort 4
Einleitung 5

Zum Thema
- Fakten zum sexuellen Mißbrauch 6
- Der gute Onkel zerstört das Leben der kleinen Nichte 7
- Das Geheimnis wahren 8
- Signale erkennen 8
- Sozialisation zum Opfer 15
- Präventive Erziehung 16
- Fachliteratur 17

Praxisteil
- Prävention - Ideen für den Erziehungsalltag 18
- Gefühle, Angst und Mut 19
- Melanie und das Gespenst 30
- Gute und schlechte Geheimnisse 33
- Nein sagen 38
- Starke Mädchen 51

Weitere praktische Anregungen
- Kinderbücher zum Thema "Sexueller Mißbrauch" 55
- Was kann ich tun, wenn ich sexuellen Mißbrauch vermute? 57

Ein Erfahrungsbericht
- Prävention in der Grundschule Ein Erfahrungsbericht von Konrad Lappe 59

Literaturempfehlungen
- Romane und Erzählungen 65
- Weitere Materialien 66

Vorwort

"Ich sag' NEIN", kommt nun langsam ins Kindergarten-Alter. Fast drei Jahre ist die Mappe alt. In dieser Zeit haben viele PädagogInnen, SozialarbeiterInnen, Mütter, Väter und vor allem Mädchen und Jungen Erfahrungen mit den Materialien gesammelt und, so hoffe ich, auch Spaß bei den Spielen, Liedern, Geschichten und Versen gehabt. Die Arbeit gegen den sexuellen Mißbrauch hat sich weiterentwickelt: Es gibt schöne neue Kinderbücher, es gibt neue Erfahrungen und Erkenntnisse.
Zeit also für eine Ergänzung, Überarbeitung und Aktualisierung.

Die Materialien ermutigen zu Selbstbewußtsein, Autonomie und Abgrenzung. Sie bieten den Erwachsenen Ideen, wie sie den Mädchen und Jungen Raum geben können, um all dies auszuprobieren, und Möglichkeiten, wie sie die Stärken der Mädchen und Jungen anerkennen und fördern können. Und dies auf eine Weise, die Kindern Spaß macht: alltagsnah, spielerisch und vor allem nicht angsteinflößend. **"Ich sag NEIN"** ist kein Programm, das sich von der ersten bis zur letzten Seite abspulen läßt, sondern ein Angebot von Anregungen, die es zu nutzen, aber auch weiterzuentwickeln gilt. So müssen erste Ideen für eine geschlechtsspezifische Arbeit mit Mädchen und/oder Jungen ausgebaut werden. Ermutigen möchte ich aber auch ErzieherInnen, LehrerInnen und Eltern, auf eigene "Schätze" an Ideen für Spiele und Geschichten zurückzugreifen und diese für eine präventive Arbeit zu nutzen.

Spielend Selbstbestimmung lernen und leben - ich hoffe, dazu kann **"Ich sag NEIN"** einen Beitrag leisten.

Gisela Braun, Sommer 1992

Fast könnte man sich in die eigene Kindheit zurückversetzt fühlen. Doch nur fast, denn uns hat niemand über unsere Rechte auf sexuelle Selbstbestimmung aufgeklärt. Uns hat niemand beigebracht, daß wir uns z.B. gegen "komische Berührungen" wehren und über "schlechte Geheimnisse" sprechen dürfen. Genau diese Grundidee emanzipatorischer Präventionsarbeit vermitteln die vorliegenden Materialien - alltagsnah und spielerisch. Die Autorin zeigt, wie Mütter, Väter und PädagogInnen Kinder über sexuellen Mißbrauch aufklären können, ohne daß gewaltsame Übergriffe direkt angesprochen werden. Die Lieder, Spiele und Geschichten säen nicht Mißtrauen gegenüber Männern und erzeugen keine Angst; sie stärken vielmehr das Selbstbewußtsein, die Intuition und die Fähigkeiten von Kindern und Jugendlichen. Welches Mädchen ist nicht stolz, wenn sie über ihren eigenen Körper bestimmen darf?

Die Ideen zur Prävention machen die zentralen Teile des Buches aus, doch tragen die Materialien von Gisela Braun ebenso der Tatsache Rechnung, daß eine solche Arbeit oftmals auch aufdeckende Wirkung hat. In knapper Form geben sie eine Einführung in die Problematik und zeigen erste Arbeitsschritte bei der Vermutung eines sexuellen Mißbrauchs auf.

Und wenn uns demnächst Mütter, Väter, PädagogInnen oder SozialarbeiterInnen fragen, wie sie Kindern helfen können, sich vor sexuellem Mißbrauch zu schützen, dann können wir **"Ich sag NEIN!"** empfehlen.
Ein lebensfrohes Buch - nicht nur für Kinder!

Ursula Enders **Elisabeth Fey**

Einleitung

Geh' mit keinem Fremden mit!

Geh' nicht allein in den Wald!

Mach' die Tür nicht auf, wenn Du allein bist!

Zieh' Dich anständig an!

Nimm keine Bonbons von einem fremden Onkel!

Steig' nicht in ein fremdes Auto!

Laß Dich nicht von Fremden ansprechen!

Sei vor dem Dunkelwerden zuhause!

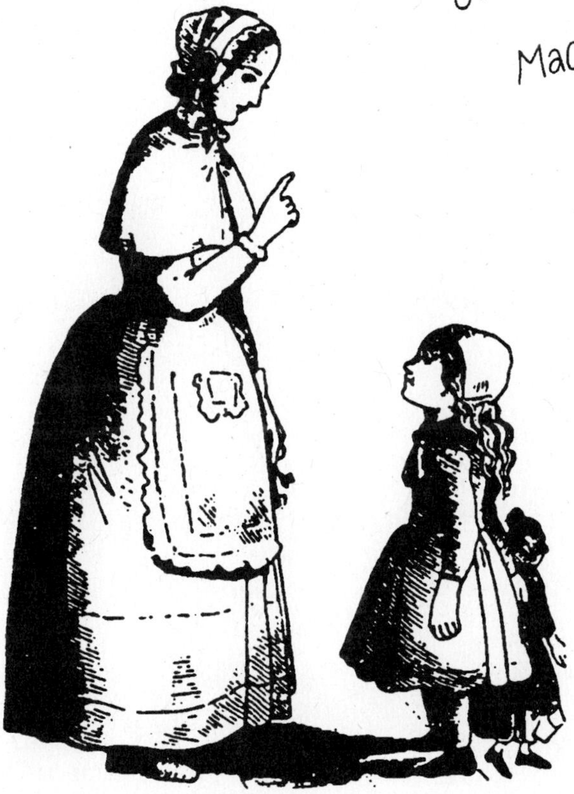

Das ist ein Paket von Warnungen, mit dem die meisten Mädchen und Jungen aufwachsen, Warnungen, die allerdings nicht vor sexuellem Mißbrauch schützen, sondern ängstlich und mißtrauisch machen, Bewegungsfreiheit und Selbständigkeit einschränken.

Schutz und Sicherheit dagegen heißt: Du bist stark! Du kannst Dich wehren! Sag' nein! Vertraue Deinem Gefühl! Dein Körper gehört Dir! Du hast Rechte!

Eltern, ErzieherInnen, LehrerInnen, alle, die mit Kindern leben und arbeiten, sind gefordert, ihnen die Möglichkeit zu geben, sich selbst zu schützen. Es heißt Abschied nehmen von altgewohnten Erziehungshaltungen, von der Erziehung zur Anpassung, Fügsamkeit, Gehorsam, Passivität, zum Ja-sagen. Sicher, sie sind nicht bequem, die Nein-sagenden Kinder, sie fordern uns heraus - aber nur starke und selbstbewußte Kinder, die ihre Rechte kennen und sie vertreten, gerade Erwachsenen gegenüber, können sich vor sexuellem Mißbrauch schützen. Die vorliegende Sammlung zeigt auf, welche Bereiche der Erziehung beachtet werden müssen, wo und wie man präventiv erziehen kann, integriert in den Erziehungsalltag. Spiele, Lieder, Geschichten, Bilderbücher und vieles mehr helfen den Kindern, Handlungsformen zu entwickeln, die sie sicherer machen.

Fakten zum Mißbrauch

"Was verstehen wir unter sexuellem Mißbrauch? All das, was einem Mädchen vermittelt, daß es nicht als Mensch interessant und wichtig ist, sondern daß Männer frei über es verfügen dürfen; daß es durch seine Reduzierung zum Sexualobjekt Bedeutung erlangt; daß es mit körperlicher Attraktivität und Einrichtungen ausgestattet ist, um Männern "Lust" zu schaffen. Hierzu gehört jeder Übergriff auf das Mädchen. Egal, ob es heimliche, vorsichtige Berührungen sind, die es über sich ergehen lassen oder selbst 'vornehmen' muß, erzwungener Oralverkehr oder eine regelrechte Vergewaltigung."

(Kavemann/Lohstöter 1987, S.10)

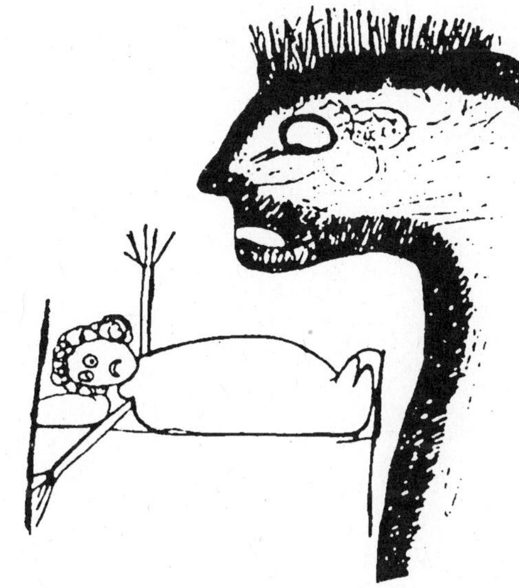

Ausstellung "Sexueller Mißbrauch"
von "Wildwasser Marburg e. V."

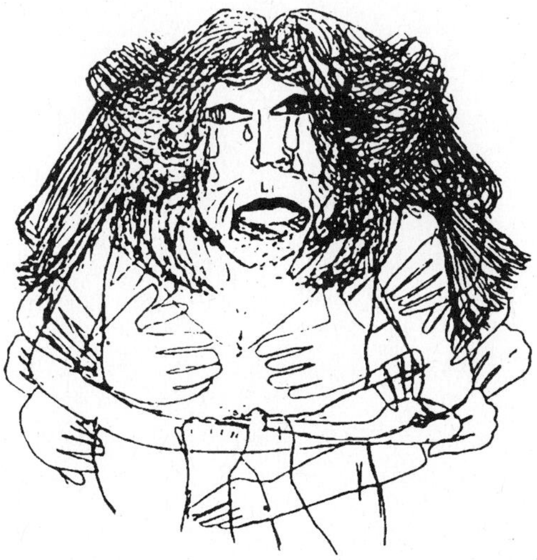

Ausstellung "Sexueller Mißbrauch"

Sexuelle Gewalt gehört zum Lebensalltag sehr vieler Mädchen und Jungen. Man kann davon ausgehen, daß etwa jedes dritte bis vierte Mädchen und jeder neunte bis zwölfte Junge sexuell mißbraucht wird. Der Täter ist nur in Ausnahmefällen der "fremde böse Mann", vor dem Mädchen und Jungen gewarnt werden. Sexueller Mißbrauch findet in der Regel innerhalb der eigenen Familie und im nahen sozialen Umfeld der Kinder statt. Zum überwiegenden Teil sind die Täter Männer, nur selten Frauen. Es sind Menschen, die das Mädchen oder der Junge vielleicht liebt, die es kennt und denen es vertraut: Der eigene Vater oder Großvater, der Partner der Mutter, der Onkel oder die Tante, der Nachbar, der Arzt, der Lehrer, Erzieher oder Pastor, der Freund der Familie, der Sporttrainer oder Jugendgruppenleiter und ... und ...

In diesen Fällen handelt es sich fast immer um Wiederholungstaten. Sexuelle Ausbeutung erstreckt sich über Wochen, Monate, meist Jahre. Und er ist meist geplant, bewußt herbeigeführt und arrangiert. Je enger die verwandtschaftliche Beziehung, desto intensiver die sexuellen Handlungen und desto länger dauern sie an. Auch der Druck auf das Kind, psychisch und physisch, ist dann stärker.

Es gibt keinerlei Anhaltspunkte, die den Täter charakterisieren. Er kann aus jeder sozialen Schicht kommen, jeden Beruf haben, religiös sein oder nicht, verheiratet oder ledig, glücklich oder unglücklich. Oft ist es ein Mann, der äußerlich nicht von der Norm abweicht und dem niemand eine solche Tat zutrauen würde. Nicht selten wirkt er nett und charmant, erscheint als zuverlässiger Ehemann und liebevoller Vater, der sich besonders für die Belange von Kindern engagiert.

Der gute Onkel zerstört das Leben der kleinen Nichte

Mädchen und Jungen sind in keinem Alter vor sexuellem Mißbrauch geschützt. Besonders dann, wenn ein Familienmitglied sexuell ausbeutet, kann dies schon sehr früh beginnen. Auch Säuglinge und Kleinkinder können Opfer sexueller Gewalt werden. Obwohl auch Jungen sexuell mißbraucht werden, sind die Hauptbetroffenen Mädchen. Als Erklärung hierfür spukt immer noch in vielen Köpfen der Mythos der Lolita, der kleinen Verführerin, die den armen Mann provoziert, bis er seiner Sinne nicht mehr mächtig ist.

Acht Jahre Haft für
vielfache Vergewaltigung
Zehn Jahre lang Tochter der Freundin mißbraucht

Erzieher mißbrauchte Knaben

Verhältnis zur Schülerin war zu innig
Anklage gegen Mathematiklehrer - Arbeiter wegen
Mißbrauchs einer Achtjährigen verurteilt

Beamter wegen Mißbrauchs
von zehn Kindern verurteilt

Auch Jungen sexuell mißbraucht

6 Jahre Haft für Medizin-professor als Sexualtäter

In vielen Fällen ist der Täter kein Fremder

Neun Jahre für "Polizisten"
wegen Mißbrauchs von Kindern

Diese Behauptungen dienen einzig und allein dem Versuch, den Täter zu entschuldigen und dem Kind die Schuld zu geben. **Kein Mädchen, gleich welchen Alters, will mißbraucht werden.**

Mädchen werden auch deshalb Opfer, eben weil sie Mädchen sind und so erzogen wurden. Die geschlechtsspezifische Sozialisation zu "Mädchentugenden" wie Sanftheit, Passivität, Anschmiegsamkeit, Gehorsam u.ä. bewirkt, daß Mädchen häufig ihre Ansprüche nicht durchsetzen, sich gegen männliche Autorität nicht wehren können.

Sexueller Mißbrauch ist in erster Linie Machtmißbrauch. Das Mädchen ist das schwächste Glied in der Kette der Macht und doppelt ohnmächtig, als Kind und als weibliche Person, gerade in unserer Gesellschaft, in der das Machtungleichgewicht zwischen Männern und Frauen sowie Erwachsenen und Kindern so offensichtlich ist. Mittels dieses Machtvorsprungs wird Gewalt ausgeübt, werden Bedürfnisse nach Überlegenheit, Dominanz, Unterwerfung durchgesetzt. Sexueller Mißbrauch ist *nicht* eine gewalttätige Form von Sexualität, sondern eine sexuelle Form von Gewalttätigkeit.

Sexualität wird als Mittel, als Instrument des Machtmißbrauchs benutzt, wobei alle denkbaren und undenkbaren sexuellen Praktiken zur Anwendung kommen. Mit einem Wort:
Sexueller Mißbrauch ist die Ausbeutung von Mädchen und Jungen für Machtbedürfnisse Erwachsener mit dem Mittel der Sexualität.

Das Geheimnis wahren

Vor allem beim sexuellen Mißbrauch innerhalb der Familie ist Schweigen das oberste Gebot. So sehr sie es sich auch wünschen, die Kinder können nicht sprechen. Die Drohung des Täters, sie zu prügeln oder gar zu töten, kommt nicht selten vor, ist aber oft genug nicht nötig. Das Kind ist es gewöhnt, der Autorität des Erwachsenen, den es trotz allem respektiert oder sogar liebt, zu gehorchen. Zu Beginn des Mißbrauchs ist es vielleicht verwirrt, meint, sich geirrt zu haben, glaubt, daß "das" nicht wieder vorkommt. Wenn "es" aber weitergeht, scheint es zu spät. Das Kind fühlt sich mitschuldig, eine Empfindung, die vom Täter oft nach besten Kräften geschürt wird. Er sagt vielleicht, das Mädchen sei so sexy, daß er nicht an sich halten könne, sie sei schlecht und habe es verdient, sie wolle es in Wirklichkeit doch auch, alle Väter machten dies bei ihren Töchtern, weil sie sie liebten. Das Mädchen hat keine Information über das Vorkommen des Mißbrauchs, sie glaubt dann oft, sie sei die einzige, der das passiert. Sie beginnt an ihren eigenen Gefühlen und Wahrnehmungen zu zweifeln, denn der Vater muß doch Recht haben.

Aber auch wenn Kinder wissen, daß der Vater/Täter etwas Falsches macht, können sie nicht sprechen. Wer wird ihnen glauben? Und wenn ihnen geglaubt wird, müssen dann nicht alle schlecht von ihnen denken?

Dazu kommt, daß auch kleine Mädchen und Jungen sehr wohl wissen, daß die Existenz der Familie von ihnen abhängt. Der Täter malt es ihnen vielleicht aus: Papa im Gefängnis, sie selbst und die Geschwister im Heim, Mama mittellos und allein. Vor allem die Mutter muß geschont werden: Sie soll nicht enttäuscht und traurig sein, ihre Liebe darf nicht verloren werden.
"Oft entwickeln sie (die Mädchen) unglaubliche Stärke, um die Verantwortung für die gesamte Familie zu tragen." (Kavemann/Lohstöter, 1984, S.40)

Zu dieser Verantwortung gehört oft die Erduldung der sexuellen Gewalt, um jüngere Geschwister zu schützen.

Das Netz, das die Kinder umspinnt und ihr Schweigen sichert, ist engmaschig: Angst, Scham, Schuldgefühle, Bedrohung, Erpressung, Bestechung, Lügen, Unglauben, Rücksicht auf die Familie.

Und das Schweigen macht alles noch so viel schlimmer. Keine Aussicht auf ein Ende des Mißbrauchs, Steigerung der sexuellen Gewalt und die Gewißheit, dem allen hilflos und ohnmächtig ausgeliefert zu sein.

Und was geschieht nur allzu oft, wenn das Kind trotzdem den Mißbrauch offenlegt? Ihm wird nicht geglaubt, man traut "sowas" dem Täter nicht zu, denkt vielleicht, das Mädchen oder der Junge habe den Mann provoziert, verführt oder lügt. **Aber: Kinder sagen die Wahrheit, wenn sie von einem Mißbrauch berichten.**

Wenn Heimlichkeiten unheimlich werden

Trotz der Wirksamkeit des Schweigegebots suchen die Betroffenen Hilfe. Sie senden Signale aus, geben Hinweise, um auf ihre Leiden aufmerksam zu machen. Es liegt auf der Hand, daß sich das Verhalten eines Kindes ändern muß angesichts jahrelang erlittener Gewalt. ErzieherInnen, LehrerInnen, alle für Kinder Verantwortliche sind gefordert, auch die "stummen Schreie" zu hören.

Aber die Voraussetzung, um sexuellen Mißbrauch zu erkennen, ist Erkennenwollen, d.h. die Bereitschaft, Vorkommen und Ausmaß nicht zu verdrängen, sondern als gesellschaftliche Realität zu sehen.

Signale erkennen

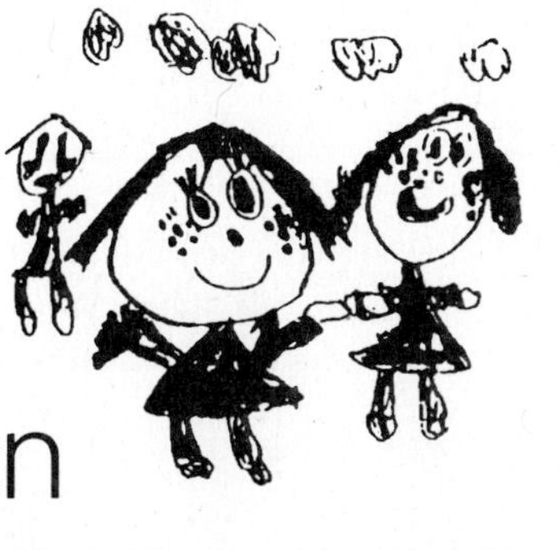

Ausstellung "Sexueller Mißbrauch" von "Wildwasser Marburg e. V."

Es ist sicherlich nicht einfach, die verschlüsselten Botschaften der Kinder zu erkennen, zumal die im folgenden geschilderten Symptome auch andere Ursachen als den Mißbrauch haben können. Aber sie deuten, vor allem in der Häufung, auf Mißbrauch, und er sollte immer als eine Möglichkeit in diagnostische Überlegungen mit einbezogen werden.

Schlafstörungen

Das Mädchen/der Junge ist meistens müde, kann nicht einschlafen oder durchschlafen, hat Alpträume. Sehr häufig findet der Mißbrauch im Zimmer oder im Bett des Kindes statt. Es liegt im Bett, horcht auf Stimmen und Schritte, traut sich nicht einzuschlafen, um nicht ganz wehrlos zu sein, schreckt immer wieder aus dem Schlaf hoch, wenn es etwas hört. Oft genug ist die Angst berechtigt, der Mißbraucher kommt ins Zimmer. Hinterher kann es kaum einschlafen, und wenn, hat es manchmal schreckliche Träume.

"Dann liegst Du wach und horchst auf jeden Laut, jeden Schritt mit der Angst im Bauch."

Schulleistungsstörungen

Sich bei allem, was geschieht, noch in der Schule zu konzentrieren, fällt den Mädchen und Jungen natürlich schwer. Sie sind müde und denken an den Mißbrauch. Sie hören nicht zu oder träumen mit offenen Augen. Schule scheint nicht mehr so wichtig, sie haben andere Sorgen. Vielleicht zeigen sie auch eine ungewöhnliche Distanz männlichen Lehrpersonen oder Klassenkameraden gegenüber und schrecken vor Berührungen zurück.

"Da wollte der Lehrer was wissen über Tulpen, und ich denk: Deine Sorgen möcht' ich haben."

Eßstörungen

Manche Mädchen, die mißbraucht werden, sind mager- oder fettsüchtig. Der Körper wird für den Mißbrauch verantwortlich gemacht, vor allem, wenn der Täter Ausreden gebraucht wie: "Du bist so sexy geworden, da kann ich mich nicht mehr beherrschen." Das Mädchen hungert, um die Anzeichen von Weiblichkeit zu zerstören und um sich unattraktiv zu machen. Oft wird der Mund zu einer ekelbesetzten Zone, wenn das Mädchen zum Oralverkehr gezwungen wurde. Sie hat Schwierigkeiten mit dem Schlucken und Essen.

"Ich habe einfach nix mehr runtergekriegt in der Zeit, das Essen ist mir im Hals steckengeblieben, aber wirklich."

Auch durch übermäßiges Essen, das zur Fettsucht führt, versucht das Mädchen, sich häßlich zu machen. Der Speck wird zu einer Schutzschicht um ihr eigentliches Selbst. Der Mißbrauch geschieht nicht mehr ihr, sondern dem Fett um sie herum.
Übermäßiges Essen kann auch als Trost und Kompensation benutzt werden.

Flucht in eine Phantasiewelt

In dem Jugendbuch "*Lilians Geheimnis*" hat Lilian, die von ihrem Vater mißbraucht wird, eine Freundin erfunden: Juliana, eine Prinzessin, ist schön, lieb und rein, all das, was Lilian meint, nicht zu sein. Die Phantasiegestalt gibt ihr Trost. Für die Mädchen sind solche Träume manchmal eine Möglichkeit des Überlebens. Wenn sie den Mißbrauch offenlegen, wird gerade das aber gegen sie verwendet. Sie haben ja soviel Phantasie, also ist der Mißbrauch auch erfunden.

"Einfach weggeträumt hab' ich mich. Sonst hätt' ich das doch gar nicht ausgehalten."

Isolation

Ein Mädchen (oder Junge) in einer Mißbrauchssituation wird oft zu einer Einzelgängerin, isoliert sich emotional und psychisch. Sie hält sich für schlecht und verdorben, "so eine" wird sowieso niemand mögen. Wenn sie allen mißtraut, kann sie nicht enttäuscht werden.
Außerdem hat sie Angst, sich zu verraten, wenn sie jemandem zu nahe kommt. Wenn sie eine Freundin hätte, müßte sie diese vielleicht mal mit nach Hause nehmen. Die Freundin könnte etwas merken oder der Vater belästigt sie auch. (Viele der mißbrauchenden Väter mißbrauchen auch die Freundin/nen der Tochter.) Oft verstärkt der Mißbraucher die Isolation, indem er das Mädchen im Haus hält und Kontakte nach außen, vor allem zu Jungen, unterbindet. Sie soll ja niemandem etwas erzählen und muß immer verfügbar sein.

"Immer hatte ich das Gefühl, ich bin anders als die anderen Mädchen. Über was hätte ich mit denen reden sollen?"

Besondere Stellung innerhalb der Familie

Manchmal fällt die Stellung einer Tochter innerhalb der Familie aus dem Rahmen, wenn der Vater sie mißbraucht. Vielleicht wird sie besonders bevorzugt, bekommt Geschenke, ist Vaters "liebstes Mädchen". Er unternimmt gern mal etwas mit ihr allein.
Es kann auch sein, daß er eifersüchtig über ihre Kontakte wacht, Beziehungen zu Gleichaltrigen unterbindet, damit sie weniger Gelegenheit hat, vom Mißbrauch zu erzählen. Die scheinbar so gute Beziehung der "Lieblingstochter" zum Vater wird nicht selten von der übrigen Familie genutzt, um den Vater zu besänftigen, wenn er schlechte Laune hat oder um Vergünstigungen zu erbitten.
Manche Mädchen scheinen zu erwachsen für ihr Alter. Sie fühlen sich verantwortlich für das Funktionieren der Familie, übernehmen Haushalts- und Versorgungspflichten und passen auf jüngere Schwestern auf, um diese vor dem Vater zu schützen.

"Meine Liebste hat er mich immer genannt. Ja, und meine Geschwister waren eifersüchtig, und ich war der Außenseiter."

Körperhaltung

Ein Hinweis auf Mißbrauch kann eine Körperhaltung sein, die "stocksteif", wie "versteinert", wirkt. Angst lähmt, auch körperlich. Außerdem will das Mädchen/der Junge durch Körper und Verhalten nicht auffallen, "provozieren". Also versucht sie/er, sich "nicht zu verhalten".

"Man hat versucht, nicht aufzufallen, nichts zu machen, was ihn hätte reizen können. Aber sobald er Gelegenheit hatte, stand er wieder da."

Sprachstörungen

Auf der einen Seite gibt es einen ganz starken Druck, nicht zu sprechen, das Geheimnis zu wahren. Aber andererseits ist der Wunsch da, zu erzählen, um den Mißbrauch zu beenden. Das Kind muß ständig kontrollieren, was ihm über die Lippen kommt. Die Folge sind manchmal Sprachstörungen (z.B. Stottern, Schweigsamkeit oder auch gänzliches Verstummen).

"Alle haben immer gesagt, daß ich ein ruhiges Kind bin. Was hätte ich sagen sollen? Ich wußte ja gar nicht, wie man das nennt, was er mit mir gemacht hat."

Plötzliche Verhaltensänderung

Oft verändert ein Mädchen oder Junge in unerklärlicher Weise ihr/sein Verhalten. Vielleicht wird sie/er laut und aggressiv, spielt den Klassenclown, obwohl das nie ihre/seine Art war. Mag sein, sie/er war immer lebhaft, so ist sie/er nun still und zurückgezogen. Manchmal ist die Verhaltensänderung für die Umwelt gar nicht richtig greifbar. Man hat nur das Gefühl: "Die ist auf einmal so komisch, was hat sie bloß. Ich erkenne ihn gar nicht wieder." Dieses Gefühl kann ein Alarmzeichen sein.

"Vorher war ich immer neugierig auf alles, war immer unterwegs und hab' viel unternommen. Später dann hätte ich am liebsten immer nur unter der Bettdecke gelegen."

Selbstzerstörerisches Verhalten

Einige Kinder richten ihre Wut und ihren Haß gegen sich selbst. Sie kauen Nägel bis aufs Nagelbett ab, ritzen sich die Haut, verbrennen sich mit Zigaretten. Sie wollen ihren Körper zerstören und nehmen sich selbst als Ventil für ihre Aggressionen.

"Ich hab mir in den Arm geschnitten. Wenn dann das Blut kam, wußte ich wenigstens, warum es weh tut, und ich wußte, ich lebe noch."

Angst

Sexueller Mißbrauch an einem Kind erzeugt ein ständiges Gefühl von Angst und Panik, hervorgerufen durch die tagtägliche Bedrohung der körperlichen und psychischen Gewalt. Die Mädchen und Jungen haben Angst vor dem Alleinsein ("... vielleicht kommt er dann"), Angst vor Männern ("... der auch?"), Angst vor Situationen, mit denen sie den Mißbrauch assoziieren. Manchmal tritt diese Panikreaktion in Zusammenhang mit bestimmten Personen auf. Ein Beispiel: Das Mädchen will partout nicht mehr zur Nachhilfe gehen. Eltern oder LehrerInnen versuchen, sie zu überreden, ihr die "Faulheit" auszutreiben. Aber vielleicht will sie nicht mehr hin, weil der Nachhilfelehrer sie mißbraucht.

"Wenn ich in Ferien gefahren bin zu meiner Tante, wurde die Angst weniger. Aber ein paar Tage, bevor ich wieder nach Hause mußte, war sie wieder da, diese fürchterliche Angst."

Negatives Selbstbild

Die Mädchen oder Jungen haben das Gefühl, wertlos zu sein, der letzte Dreck. Irgendwas muß mit ihnen nicht stimmen, daß ihnen sowas angetan wird. Diese Haltung wirkt auch auf andere Bereiche: Sie trauen sich nichts zu, z.B. in der Schule, und versagen dann oft.

"Du fühlst Dich wie Ausschußware, nichts wert."

Störungen im Hygieneverhalten

Viele Mädchen zeigen einen Waschzwang, sie duschen oder baden ständig, um sich alles abzuschrubben. Es kann auch sein, daß das Kind sich gar nicht mehr wäscht, weil es den eigenen Körper ablehnt. Abgesehen davon ist das Badezimmer oft genug ein gefährlicher Ort, ein Tatort.

Manche Kinder wechseln nicht mehr ihre Kleidung, gehen mit Kleidern ins Bett, ziehen sich im Sommer viel zu dick an. Kleidung wird zu einem möglichen Schutz.

"Ich hab mich geschrubbt, bis ich fast wund war, aber das Gefühl von seinen Händen ging trotzdem nicht weg."
"Ich dachte, wenn ich mich nicht mehr wasche, ekelt er sich vor mir und läßt mich in Ruhe. War aber nich."

Depression

Die alltägliche Leiderfahrung macht die Kinder oft depressiv, traurig, bedrückt. Sie können kaum noch lachen, Spaß machen oder Freude empfinden.

"Die Mädchen in meiner Klasse haben immer über alles gekichert. Nur ich bin rumgelaufen wie ein Trauerkloß."

Anklammern an die Mutter

Vor allem kleinere Mädchen oder Jungen klammern sich häufig an die Mutter, wollen sie nicht weglassen, wollen überallhin mitgenommen und zu Hause nicht allein gelassen werden. Vielleicht ist die Mutter verärgert über dieses "unselbständige Baby".
Dabei will sie/er nur nicht allein mit dem Mißbraucher bleiben. Manchmal verstärkt sich dies noch durch regressives Verhalten wie Einnässen, Einkoten, Rückfall in die Babysprache.

"Meine Tochter war ein richtiges Mama-Kind. Sie hat sich dauernd an meinen Rockzipfel gehängt."

Sexualisiertes Verhalten

Mädchen, die mißbraucht werden, sind allzu früh einer gewalttätigen Erwachsenensexualität ausgesetzt, und sie fühlen sich über Sexualität definiert. So kann es vorkommen, daß sie sexuelle Verhaltensweisen übernehmen. Manchmal fassen kleine Mädchen Männern an die Hose, statt ihnen die Hand zu geben, oder zeigen ein für ihr Alter völlig untypisches, "erwachsenes" sexuelles Gebaren. Sie haben das unter großem Druck so gelernt und hoffen vielleicht auch, damit Aufmerksamkeit und Hilfe zu bekommen. Dieses Verhalten ist nicht die Ursache eines Mißbrauchs, nach dem Motto: "Sie hat ja damit angefangen!" Es ist immer eine Folge, die sich verhängnisvoll auswirken kann. Es gibt genug Fälle, in denen sich Männer, sogar Therapeuten, eingeladen fühlen und den Mißbrauch fortsetzen. Jungen, die sexuell mißbraucht wurden, zeigen oft eine andere Form sexualisierten Verhaltens: Sie werden im allgemeinen zunehmend aggressiv und feindselig, versuchen Jüngere zu dominieren und ihrerseits zu mißbrauchen. Sie beschäftigen sich übermäßig mit Sexualität, wobei sie sich besonders feindselig gegenüber Homosexualität abgrenzen. Erlebte Gefühle der Ohnmacht und Hilflosigkeit kompensieren sie durch überzogenes "männliches" Verhalten, sie werden manchmal selbst zu jugendlichen Tätern und vergreifen sich an schwächeren Kindern.

"Unsere Pflegetochter hat sich vor meinen Mann gestellt und gefragt: Willst'n bißchen Spaß haben? Das war so eindeutig, daß wir sofort wußten, was damit gemeint war. Da war sie erst drei Jahre alt."

Weglaufen

Die Unerträglichkeit des häuslichen Lebens führt manchmal dazu, daß das Kind von zu Hause weg will, in ein Heim oder Internat, für kleinere Kinder ein recht untypisches Verhalten, das natürlich seine Gründe hat.
Ältere Mädchen/Jungen laufen dann in einigen Fällen tatsächlich weg, nicht selten endet dies in einem Teufelskreis, nämlich der Prostitution.

"... und dann hab' ich's nicht mehr ausgehalten und bin abgehauen. Die Polizei hat mich aufgegriffen und wieder nach Hause gebracht. Dann ging's erst richtig los."

Suchtverhalten

Alkohol, Drogen, Tabletten können die letzte Fluchtmöglichkeit für ein Mädchen oder einen Jungen sein. Sie merken vielleicht, mit einem Glas Alkohol ist der Mißbrauch leichter zu ertragen und hin und wieder zu vergessen. Im Halbschlaf nach einigen Schlaftabletten spüren sie nicht mehr so arg, was der Mißbraucher mit ihnen macht. Das Ergebnis ist dann oft die Sucht.

"Meine Mutter hatte immer schachtelweise die Schlaftabletten im Bad stehen. Wenn sie abends zu ihrem Kirchenkreis ging, wußte ich, es ist wieder soweit, und hab einfach ein paar von den Pillen geschluckt ... Ich konnte dann ohne Tabletten gar nicht mehr einschlafen."

Krankheiten

Auch Krankheiten können zu einer Form des Widerstandes oder Schutzes werden. Hin und wieder nimmt der Täter vielleicht Rücksicht, wenn das Kind krank ist, Bauchweh hat, sich übergeben muß, über Hals- oder Ohrenschmerzen klagt. Alles natürlich Krankheitsbilder, für die sich beim Arzt keine organischen Ursachen finden lassen. Manchmal treten Hautkrankheiten auf, die sich im Sommer, wenn wegen der Sonneneinstrahlung eigentlich eine Besserung eintreten müßte, verschlimmern, nämlich dann, wenn die Kleidung keinen Schutz mehr bietet.
Manche Kinder leiden an Asthma oder Erstickungsanfällen, hervorgerufen durch erzwungenen Oralverkehr. Oder sie ersticken buchstäblich an dem, was sie nicht erzählen dürfen.

"Kranksein war überhaupt das Beste. Dann mußte meine Mutter zu Hause bleiben und mich verwöhnen."

Körperliche Verletzungen

Im Gegensatz zu Kindesmißhandlungen sind beim Mißbrauch seltener körperliche Verletzungen zu bemerken. Wenn sie jedoch auftreten, sind sie ein deutliches Alarmsignal: Verletzungen der Geschlechtsorgane, von denen dann oft behauptet wird, die Kinder hätten sie sich selbst zugefügt oder seien mit gespreizten Beinen gefallen, auch Bißspuren, Striemen an der Innenseite der Oberschenkel, Unterblutungen am Gesäß, Blutergüsse und Hämatome im Unterleibsbereich oder an der Brust, ebenso wie Geschlechtskrankheiten, genitaler und analer Juckreiz, wiederholte unerklärliche Entzündungen.

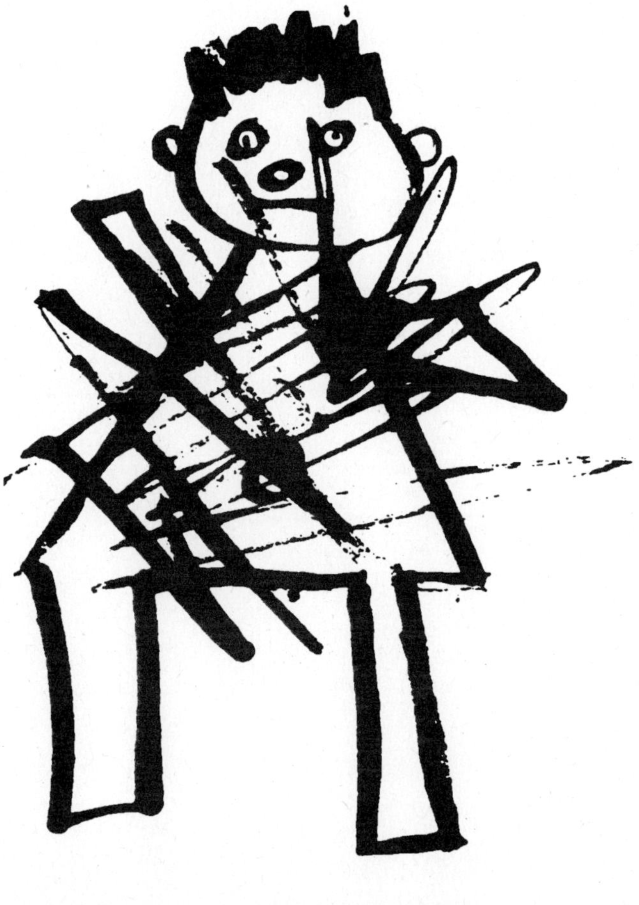

aus: Soukup, Ruth et.al., Three in every classroom, 1984, Sexual Assault Program, Bemidji, Minnesota

Indirekte Aussagen

Wenn sie schon nicht direkt erzählen dürfen, was ihnen widerfahren ist, so machen doch manche Kinder versteckte Andeutungen, benutzen ihre Kindersprache oder die Sprache, die ihnen der Täter beigebracht hat.

Beispiele:

"Ich spiele das Zauberspiel mit dem Onkel."
(Penis groß und klein zaubern)

"Ich bin doch zu groß, um immer noch zu Papa ins Bett zu gehen, nicht wahr?"

"Ich hab' keine Lust, mit Opa Stehaufmännchen zu spielen."

"Dürfen große Leute eigentlich noch ins Bett machen?"
(Samenerguß wird als Einnässen identifiziert)

"Mein Onkel hat einen Pipimann, der kann lachen und weinen."

"Der Onkel gibt mir so eklige Spuckeküsse."

"Immer kommt nachts ein schreckliches Gespenst zu mir."

"Ich muß solange mit dem Pipimann von meinem Onkel spielen, bis Milch rauskommt."

"Aus Papas Penis kommt eine Wolke."

"Ich spiele mit dem Opa manchmal Schokoladenmännchen. Er tut Nutella auf seinen Pimmel, und ich muß dann da reinbeißen."

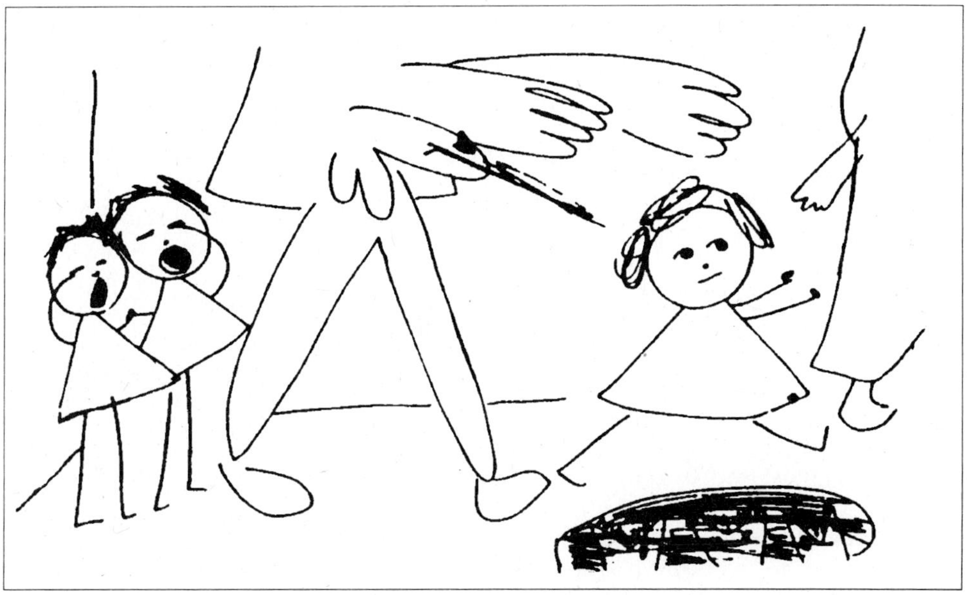

aus: Henry Giaretto, Integrated Treatmant of Child Sexual Abuse, Palo Alto, California 1982

Sich sensibilisieren

Diese Botschaft müssen alle, die für Kinder verantwortlich sind, wahrnehmen. Aber noch etwas ist von entscheidender Bedeutung: Es gilt für potentielle HelferInnen, innere Barrieren abzubauen, die hindern, zu helfen, und Hindernisse, wie Uniformiertheit, Unglauben, Befürchtungen zu "denunzieren", das Gefühl, "ja doch nichts machen zu können". Auch persönliche Betroffenheit kann Professionelle lähmen. Wenn der eigene Mißbrauch nicht offengelegt und bearbeitet wurde, wenn vor dem eigenen Schmerz geflüchtet wird, kann der Schmerz des Mädchens nicht ertragen und muß abgewehrt werden. Man will und kann nichts merken.

Die Betroffenen spüren aber sehr wohl, ob man wissen will oder nicht. Es geht darum, daß HelferInnen bei sich selbst die Grundlage schaffen, sich so darzustellen, daß das Kind zumindest eine Chance sieht, gehört und verstanden zu werden. Es geht darum, sich zu sensibilisieren für die Realität des Mißbrauchs, nicht mit dem omnipotenten Helferanspruch, das Problem sofort und umfassend lösen zu wollen, sondern mit dem Anspruch von Verantwortlichkeit und absoluter Parteilichkeit für das Mädchen.

Sozialisation zum Opfer

Einige Verhaltensweisen von Erwachsenen im Umgang mit Mädchen und Jungen können die Hilflosigkeit der Kinder verstärken und damit das Risiko erhöhen, daß sie Opfer sexueller Gewalt werden.

● Der Täter nutzt aus, daß vielen Kindern beigebracht wurde, Erwachsenen zu gehorchen. Diese Kinder haben oft nicht gelernt, ihren Willen gegenüber Erwachsenen durchzusetzen, sich zu wehren, nein zu sagen.

● Vielen Kindern wird nicht zugestanden, ein Recht über den eigenen Körper auszuüben, das Recht, über Zärtlichkeit und Berührungen selbst zu entscheiden, sie zurückzuweisen, wenn ihnen danach zumute ist. Oft müssen sie sich von Fremden oder Verwandten küssen und umarmen lassen, selbst bei energischer Gegenwehr. Dabei wird auch nicht selten Materielles als Druckmittel eingesetzt. ("Die Oma hat dir die schöne Schokolade mitgebracht, dafür kriegt sie aber ein Küßchen.")

Sallys Familie, gezeichnet, als sie sieben und von ihrem Vater vergewaltigt worden war.

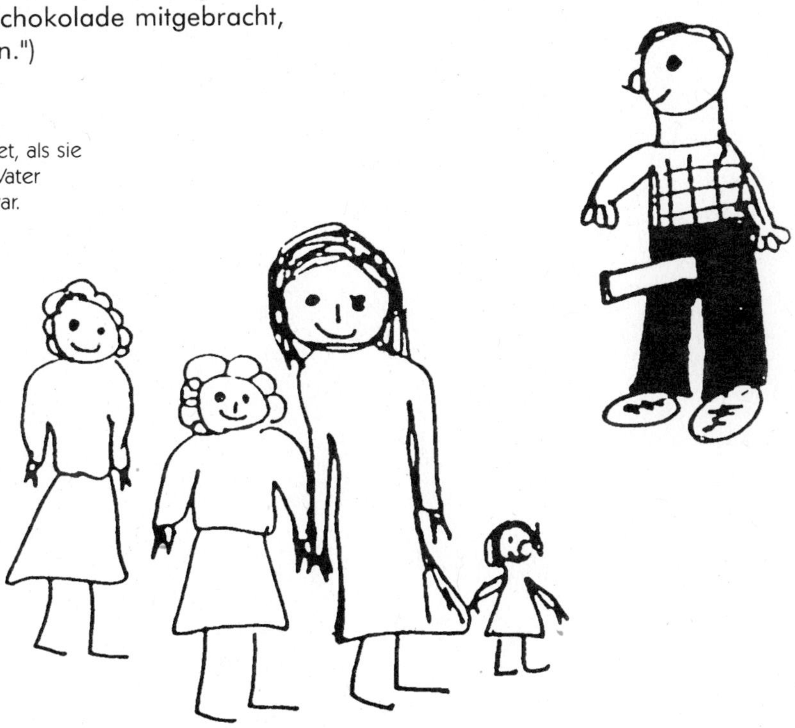

Ausstellung "Sexueller Mißbrauch" von "Wildwasser Marburg e.V."

● Kinder spüren, wenn eine Situation "komisch" ist, sie bemerken den Unterschied zwischen liebevoller Zärtlichkeit und sexuellen Übergriffen.
In vielen Familien wird - zumeist unbewußt - Kindern diese natürliche Intuition abtrainiert.
(Das Kind: "Das tut weh!"; Eltern: "Ach, das tut doch nicht weh!"
Kind: "Das schmeckt aber nicht!"; Eltern: "Das schmeckt sehr gut!").

● Viele Kinder erhalten keine Sexualaufklärung. Der Täter nutzt ihre Unwissenheit und natürliche Neugier für seine Zwecke aus. Oder den Kindern fehlt die Sprache für Sexualität, so daß sie nicht wissen, wie sie von einer Belästigung erzählen sollen.

● Manche Kinder bekommen zu Hause zuwenig Aufmerksamkeit, Zuneigung und Zärtlichkeit. Der Täter mißbraucht das Bedürfnis des Kindes nach Nähe, um es sexuell auszubeuten.

● Kinder leben zumeist in einer sehr großen Abhängigkeit von den Eltern. Sie haben selten enge, vertrauensvolle Beziehungen außerhalb der Familie. So ist die Gelegenheit, über den Mißbrauch zu sprechen, oft nicht gegeben.

● Vor allem in der Erziehung der Mädchen wird häufig viel Wert gelegt auf Anpassungsfähigkeit und Folgsamkeit und nicht auf Selbstbewußtsein und Stärke, so daß sie sich nicht wehren können.

● Fast alle Kinder, die mißbraucht werden, machen Andeutungen oder senden durch ihr Verhalten Signale aus, auch wenn sie nicht wagen, offen vom Mißbrauch zu erzählen. Aber viele Erwachsene achten nicht genug auf Kinder, versuchen nicht, die Ursachen für Auffälligkeiten zu ergründen und denken vor allem nie an die Möglichkeit des Mißbrauchs. Selbst wenn das Kind redet, wird ihm oft genug nicht geglaubt.

Präventive Erziehung

Die meisten Mädchen und Jungen sind mit Prävention aufgewachsen, nämlich mit der Warnung vor fremden Männern, die Kindern Bonbons anbieten oder im Auto mitnehmen. Wir alle haben gehört: "Geh nicht im Dunkeln weg, geh' nicht in den Wald, zieh' Dich anständig an!"

Diese herkömmliche Prävention gibt nicht Sicherheit, sondern falsche Informationen. Sie bewirkt nichts anderes als Verängstigung, Vermeidungsverhalten, Einschränkung der Bewegungsfreiheit und Selbständigkeit, Verstärkung der Abhängigkeit von den Eltern. Mit anderen Worten: **Sie bereitet geradezu den Boden für Mißbrauch, denn fehlinformierte, unsichere, angepaßte und abhängige Kinder sind ideale Opfer.**

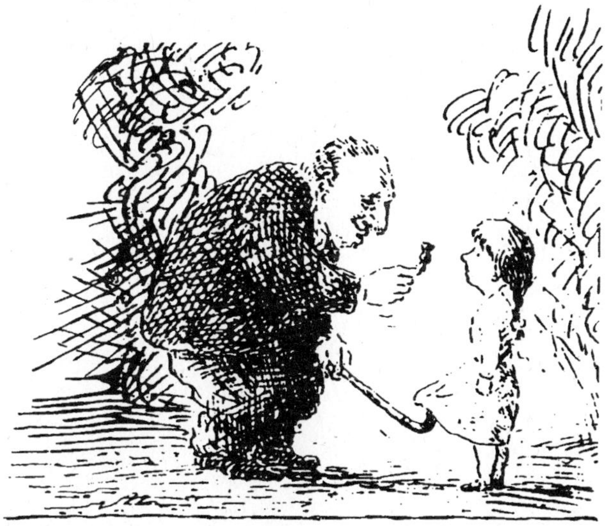

Von Franco Manticchio, Salve, 1985
ersch. in: infanzia 5/89

Sinnvolle Prävention muß Mädchen und Jungen stärken, sie ermutigen, ihrem Gefühl zu vertrauen und Hilfspersonen von Übergriffen zu erzählen. Das bedeutet aber, daß Erwachsene sensibel für Mitteilungen der Kinder sind, ihnen glauben und sie parteilich unterstützen.

Erwachsene sind gefordert, Mädchen und Jungen nicht ihren Bedürfnissen und ihrem Willen unterzuordnen, sondern sie in ihrer jeweiligen Eigenheit, ihrem Eigen-Sinn und ihrer Selbstbestimmtheit ernstzunehmen, ihre Persönlichkeit zu respektieren. Die Stärke und Energie, das Selbstbewußtsein und der Eigenwille der Kinder stehen im Mittelpunkt und müssen gefordert werden.

Die folgenden Themenbereiche sind zentral für eine präventive Erziehung:

1. Mein Körper gehört mir
Der eigene Körper ist wertvoll, jedes Kind hat das Recht, ihn zu schützen.

2. Intuition
Maßstab für Mädchen und Jungen sind ihre eigenen Gefühle.

3. Geheimnisse
Kinder lernen, adäquate Geheimnisse wie zum Beispiel Überraschungen von schlechten, beängstigenden Geheimnissen zu unterscheiden. Wenn Heimlichkeiten unheimlich werden, ist es besser, sich Freunden und/oder Erwachsenen mitzuteilen.

4. Berührungen
Kinder lernen, zwischen "guten" und "schlechten" sowie merkwürdigen Berührungen zu unterscheiden und letztere selbstbewußt abzuweisen.

5. Nein sagen
Kinder dürfen und müssen in bestimmten Situationen Grenzen ziehen und nein zu den Anforderungen Erwachsener sagen. Sie haben die Erlaubnis, nicht zu gehorchen und sich zu wehren.

6. Hilfe
Kinder sollen lernen, sich bei Kindern und Erwachsenen Hilfe zu suchen. Der erste Schritt hierzu ist, sich mitzuteilen.

Aus diesen Prinzipien geht auch hervor, daß **Prävention** sich niemals nur auf punktuelle Warnungen beschränkt, sondern immer **eine Erziehungshaltung** ist, die kontinuierlich wirkt. Dies bedeutet, daß präventive Aspekte in die Gesamterziehung von Elternhaus, Kindergarten und Schule integriert werden müssen. Sie bedient sich der Formen, Mittel und Methoden, die eine kindgemäße Art des Lernens und Verstehens darstellen. Über das Gespräch mit dem Kind hinaus sind dies: Spielen, Malen, Erzählen, Vorlesen, Bilderbücher anschauen, Singen und so weiter.

In den vorliegenden Arbeitsmaterialien sind zentrale Themen der Prävention spielerisch umgesetzt: Wahrnehmung und Einordnung von Gefühlen, Unterscheidung von guten und schlechten Berührungen, Nein sagen, Geheimnisse, Hilfe holen. Kinder werden in diesen Bereichen gestärkt, ohne daß gewaltsame sexuelle Übergriffe direkt angesprochen werden. Damit wird vermieden, daß Kinder aufwachsen in dem Gefühl, Gewalt und Sexualität seien eins, und so ein negatives Verständnis von Sexualität erhalten. Trotzdem werden solche Übergriffe angedeutet. Dies hat neben dem präventiven noch einen weiteren Effekt: Betroffene Kinder fühlen sich angesprochen. Vielleicht bekommen sie Mut, sich gegen sexuelle Übergriffe zu wehren, vielleicht erhalten sie Handlungsperspektiven. Zumindest merken sie, daß es hier Erwachsene gibt, die von dem Problem wissen. Anscheinend sind sie nicht die einzigen, die unter dem "komischen" Verhalten mancher Männer leiden. **Die Spiele und Geschichten können Gesprächsanlaß sein, so daß eine Atmosphäre der Offenheit entsteht, die betroffene Kinder ermutigt, sich anzuvertrauen und Hilfe zu suchen.**

Fachliteratur

(Stand 1992/1993)

Bass, Ellen/Davis, Laura:
● **Trotz alledem.**
Wege zur Selbstheilung für sexuell mißbrauchte Frauen. Berlin 1990

Enders, Ursula (Hrsg.):
● **Zart war ich, bitter war's.**
Sexueller Mißbrauch an Mädchen und Jungen. Erkennen - Schützen - Beraten. Köln 1990

Gloer, Nele/Schmiedeskamp-Böhler, Irmgard:
● **Die verlorene Kindheit.**
Sexuelle Gewalt gegen Jungen. München 1990

Kavemann, Barbara/Lohstöter, Ingrid:
● **Väter als Täter.**
Sexuelle Gewalt gegen Mädchen. Reinbek 1986

Rush, Florence:
● **Das bestgehütete Geheimnis -**
Sexueller Kindesmißbrauch. Berlin 1988

Steinhage, Rosemarie:
● **Sexueller Mißbrauch an Mädchen.**
Ein Handbuch für Beratung und Therapie. Reinbek 1989

Wirtz, Ursula:
● **Seelenmord.**
Inzest und Therapie. Zürich 1989

Wyre, Ray/Swift, Anthony:
● **Und bist Du nicht willig ... Die Täter.**
Reinbek 1991

Zartbitter Köln e.V. (Hrsg.):
● **Das Recht.**
Juristische Möglichkeiten zum Schutz vor sexueller Gewalt. Köln 1992

Empfehlenswerte Bücher für Mütter und Väter

Enders, Ursula/Stumpf, Johanna:
Mütter melden sich zu Wort.
Sexueller Mißbrauch an Mädchen und Jungen. Köln 1991

Lappessen, Katharina:
Was ist mit Anna?
Frauenoffensive 1991

Aktion Jugendschutz, Landesarbeitsstelle NRW (Hrsg.):
Gegen sexuellen Mißbrauch an Mädchen und Jungen.
Ein Ratgeber für Mütter und Väter. Zu beziehen bei Aktion Jugendschutz NRW, Hohenzollernring 85-87, 50672 Köln (Schutzgebühr 2,- DM)

Prävention - Ideen für den Erziehungsalltag

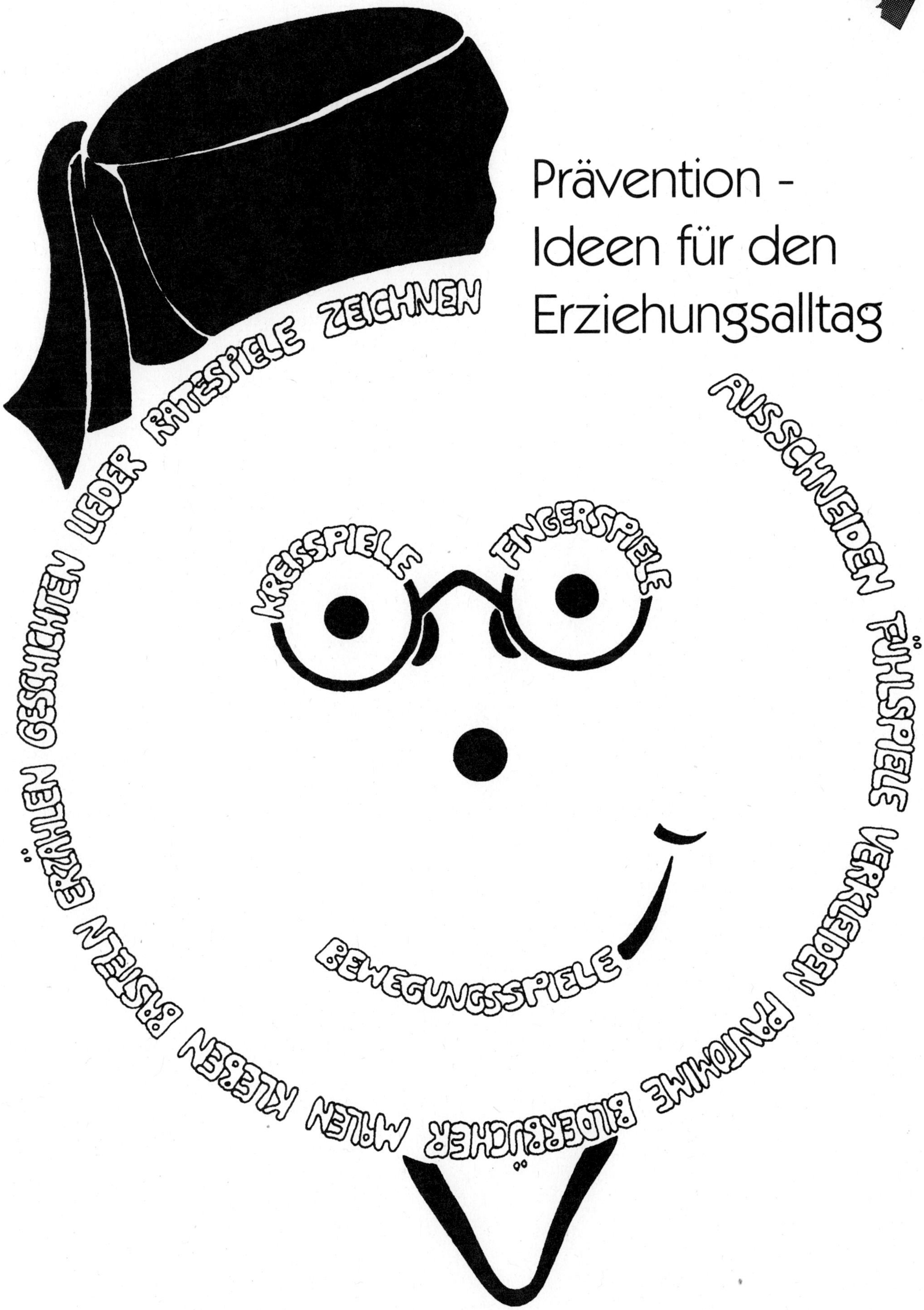

Gefühle, Angst und Mut

Die eigenen Gefühle sind wichtig und richtig. Es hilft den Kindern, wenn sie ihre Gefühle einschätzen und äußern können, denn Gefühle geben Signale. Unangenehme oder komische Gefühle sagen uns, daß etwas nicht in Ordnung ist. Aber Kinder sind diesen Gefühlen nicht hilflos ausgeliefert, sie haben das Recht, sich dagegen zu wehren.

● Durch das darstellende Spiel **"Gefühlsgedicht"** lernen die Kinder verschiedene, gegensätzliche Gefühle kennen und ausdrücken. Es ist aufschlußreich, welche Gefühle sie gut darstellen können, welche nur schwer oder gar nicht. Wo Schwierigkeiten in der Gefühlsäußerung bestehen, sollte durch wiederholte, spielerische Übung gezielt gefördert werden.

● Die beiden Einheiten **"Gefühle erkennen"** und **"Gefühlsgesichter"** intensivieren die Gefühlswahrnehmung und helfen bei der Erarbeitung von Handlungsmöglichkeiten.

● Für die **Pantomime** werden an die Kinder Zettel verteilt, auf denen die verschiedenen Gefühlsszenen stehen. Wenn die Kinder noch nicht lesen können, flüstert die Spielleiterin dem Kind, das an der Reihe ist, das jeweilige Gefühl ins Ohr.

In der 3. Runde bespricht die Spielleiterin mit den Kindern, welche Gefühle - und warum - für sie angenehm oder unangenehm sind und bestärkt sie in ihrer Gefühlswahrnehmung.

Am Ende der Einheit steht die Erarbeitung von Lösungsmöglichkeiten, z.B. jemandem von dem unangenehmen Gefühl zu erzählen, jemanden um Hilfe bitten, nein sagen o.ä. Die Ergebnisse werden wiederum im Rollenspiel vorgeführt.

● Die sechs Einheiten bei **"Gefühlsgesichter"** können einzeln oder aufeinander aufbauend durchgeführt werden. Mit einer anschließenden **"Lobrunde"** schaffen die Kinder sich selbst und anderen ein angenehmes Gefühl.

Nach der Thematisierung unterschiedlicher Gefühle kann man nun etwas näher auf das Gefühl der Angst eingehen. Vielen Kindern wird die Äußerung von Ängsten nicht zugestanden. "Du brauchst doch keine Angst zu haben" ist eine ebenso häufige wie sinnlose Aufforderung, denn Angst reduziert sich nur dann, wenn sie geäußert werden kann, und das Kind über Handlungsmöglichkeiten in einer angstbesetzten Situation verfügt. Es geht also darum, daß Kinder ihre Ängste mitteilen dürfen, vor allem Jungen, denen oft besonders vermittelt wird, daß sie nicht "feige" sein und wissen sollten, was sie gegen die Angst tun können.

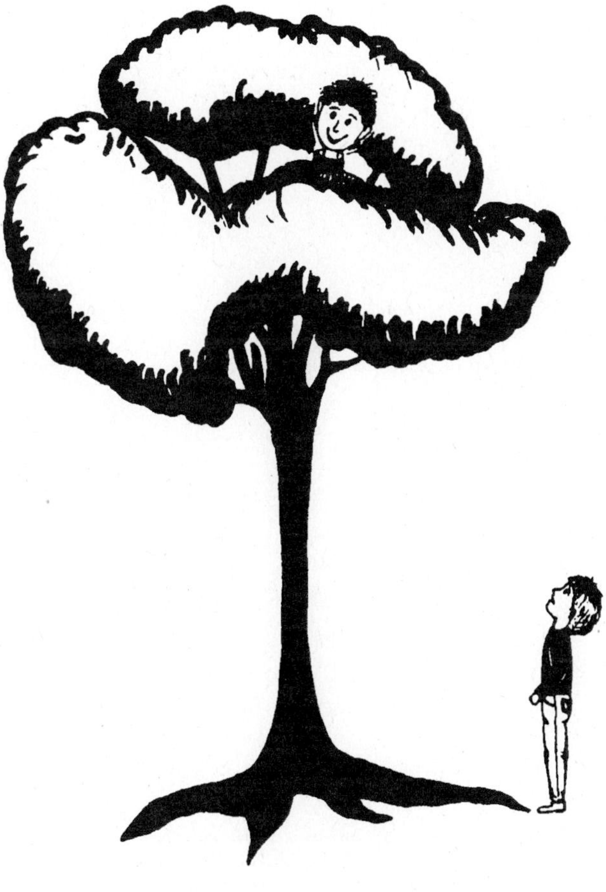

● Die kleine Geschichte **"Melanie und der Riese"** spricht Angstgefühle und Handlungsmöglichkeiten an, sie berichtet aber auch in der Form kindlicher Erlebnisweisen von einem sexuellen Übergriff und setzt für betroffene Kinder ein Signal: "Ich weiß von solchen Übergriffen, ich glaube Dir, wenn Du davon erzählen willst."

● Auch das **"Schlafgedicht"** motiviert die Kinder, über ihre Gewohnheiten und Ängste zu sprechen. Viele sexuelle Übergriffe spielen sich im Bett des Kindes ab, so daß für Betroffene das "Zubettgehen" angstbesetzt ist.

Der **Mimürfel** ist bestens dazu geeignet, über Gefühle zu sprechen oder zu spielen.

Der Mimürfel, ein großer Holzwürfel, zeigt auf jeder Seite ein Gefühlsgesicht:

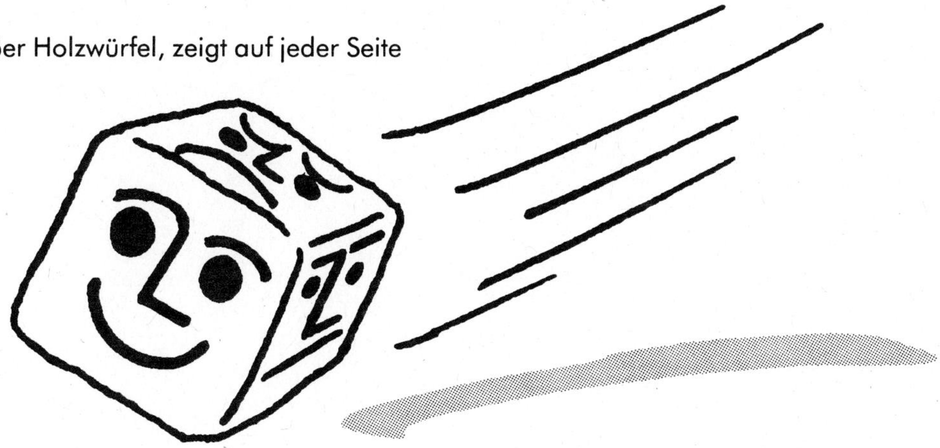

Die Mimürfel

Jeder Mimürfel trägt die gleichen sechs Seiten. Hier sieht man sie:

Der Pessimist ist schlecht drauf.

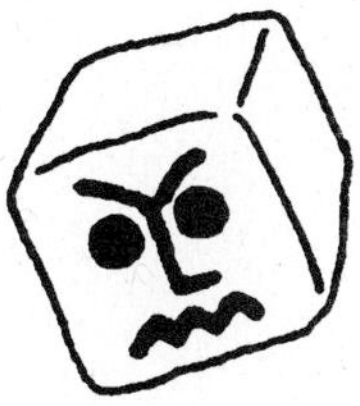

Der Optimist ist gut dabei.

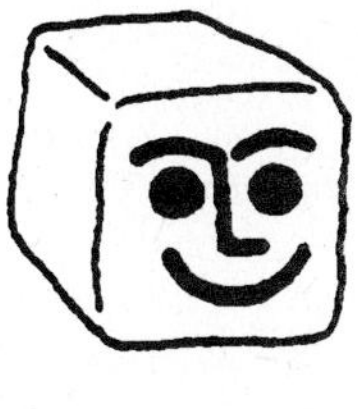

Der Strahlemann ist sehr gut drauf.

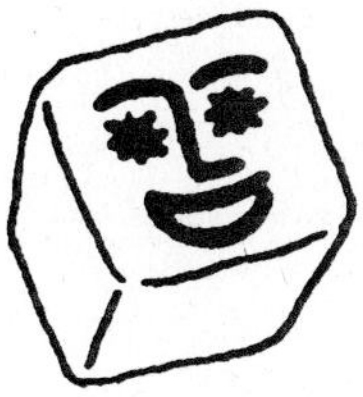

Der Zornige ist sehr wütend.

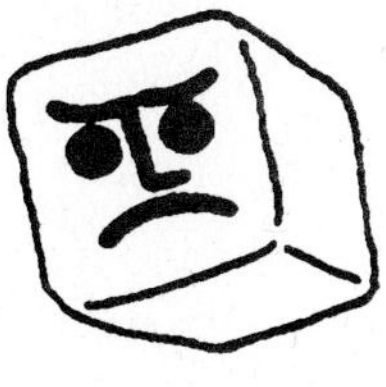

Der Erstaunte wundert sich nur.

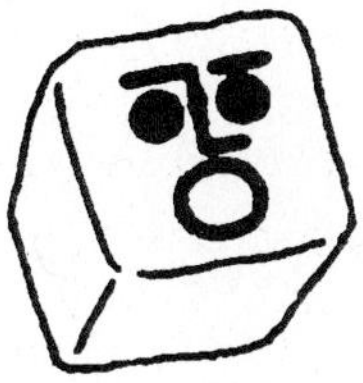

Der Unentschiedene weiß es noch nicht.

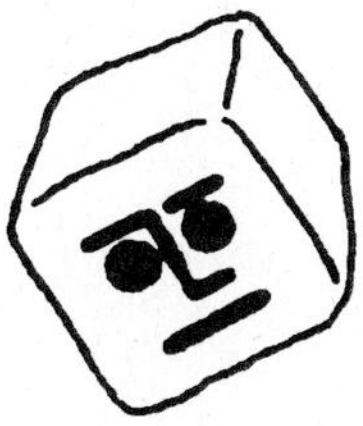

Ein Spielvorschlag
Die Kinder sitzen im Kreis. Jedes Kind würfelt und sagt, welchen Ausdruck das Gesicht hat, z.B. es guckt traurig, lustig, wütend usw. Das Kind erzählt dann, wie es war, als es selbst einmal ein solches Gefühl hatte.
Zum Würfel gibt es ein Anleitungsheft mit vielen Spielvorschlägen.

Den Würfel können Sie bestellen bei:
Verlag an der Ruhr, Postfach 10 22 51, 45422 Mülheim an der Ruhr,
Lieferung über den Buchhandel ist nicht möglich.
3 Würfel mit Anleitungsheft 16.00 DM.

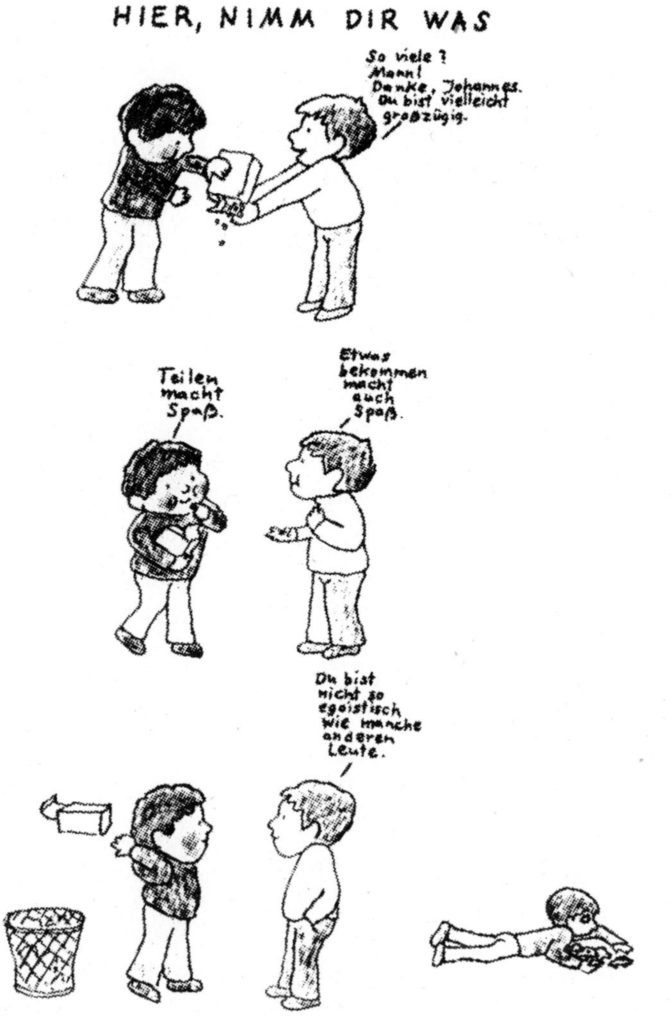
HIER, NIMM DIR WAS
So viele? Mann! Danke, Johannes. Du bist vielleicht großzügig.
Teilen macht Spaß.
Etwas bekommen macht auch Spaß.
Du bist nicht so egoistisch wie manche anderen Leute.

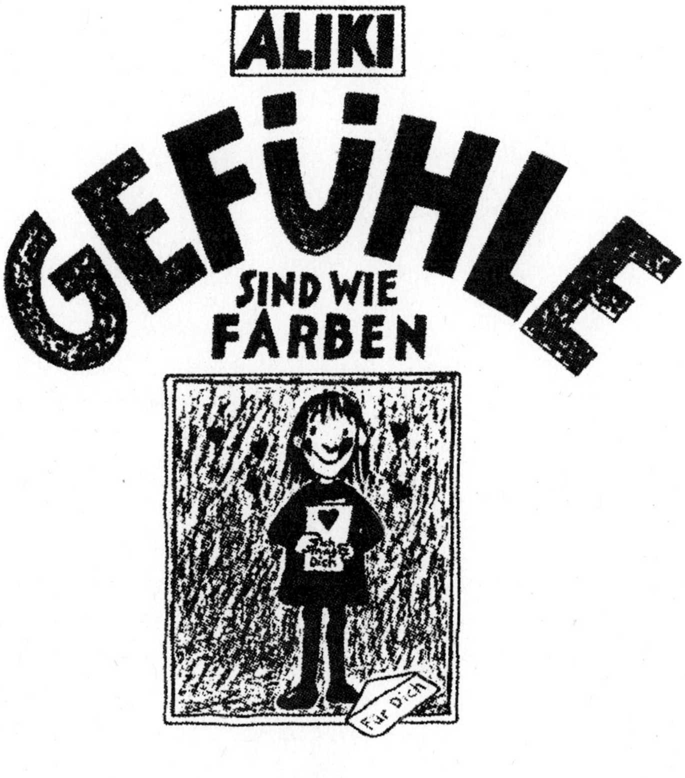
ALIKI
GEFÜHLE
SIND WIE
FARBEN
Für Dich
BELTZ
& Gelberg

Zwei wunderschöne Kinderbücher zum Thema Gefühle

Aliki: Gefühle sind wie Farben
Weinheim und Basel 1987, 22,- DM

Hier werden viele Gefühle sehr differenziert in einzelnen Episoden dargestellt: Freude, Stolz, Angst, Eifersucht, Neid, Mut, Trauer, Einsamkeit, Wut, Aufregung und Liebe. In Szenen aus dem Kinderalltag, Gesprächen, Zeichnungen, einer Geschichte, die die Kinder selbst zu Ende erzählen können, wird ihnen Verständnis für die eigenen Gefühle, aber auch für die anderer vermittelt. Mit den Szenen und Figuren können sich die Kinder identifizieren und damit Inhalte auf ihr Leben übertragen. Eine gute Gesprächsanregung für die Grundschule und die Sekundarstufe I.

Einige Einsatzmöglichkeiten:

- Auf Seite 6 möchte ein Kind ein Gedicht über "Frühlingsgefühle" schreiben. Die Klasse kann das auch mal versuchen.
- Das Bilderbuch enthält mehrere in sich abgeschlossene Szenen zu bestimmten Gefühlen. Diese Szenen können, herauskopiert und vorgelesen, einen Gesprächanlaß bieten zu den Fragen: Kennst du diese Situation? Wie hast du dich gefühlt, als du in dieser Situation warst? Wie hast du reagiert? Wie hättest du gerne gehabt, daß die anderen reagieren?
- Auf Seite 10 gibt es eine unvollendete Geschichte, die die Kinder weitererzählen können.
- Einige Szenen eignen sich dazu, in Dialogform gelesen und/oder im Rollenspiel nachgespielt zu werden (S. 12, 14, 19, 28).
- Auf Seite 20 steht ein kurzer Satz: "Ein wunderbares Gefühl." Dazu können die Kinder eine Geschichte erzählen, erträumen oder aufschreiben.
- Auf Seite 31 sind sehr viele Gefühle mit entsprechenden Bezeichnungen abgebildet. Wenn aus den Szenen einzelne Kärtchen ohne Text gemacht werden, können die Kinder die Gefühle raten oder nachspielen.

Ursula Enders/Dorothee Wolters:
Schön & blöd
Köln 1991, 24,80 DM

Schöne Gefühle machen gute Laune, und blöde Gefühle machen schlechte Laune. In verschiedenen Szenen aus dem Leben der Mädchen und Jungen werden solche schönen und blöden Gefühle dargestellt. Die einfühlsamen, kindgemäßen Texte und die liebevoll - pfiffigen Illustrationen treffen den Alltag der Kinder (und Erwachsenen) genau. Neben dem Spaß, den dieses Kinderbuch macht, werden den Kindern und den Erwachsenen auch Ideen angeboten, was man gegen blöde Gefühle tun kann. Für die Mädchen und Jungen ist es manchmal gar nicht leicht, Nein zu sagen, wenn ihnen jemand blöde Gefühle machen will, deshalb helfen sie sich gegenseitig.

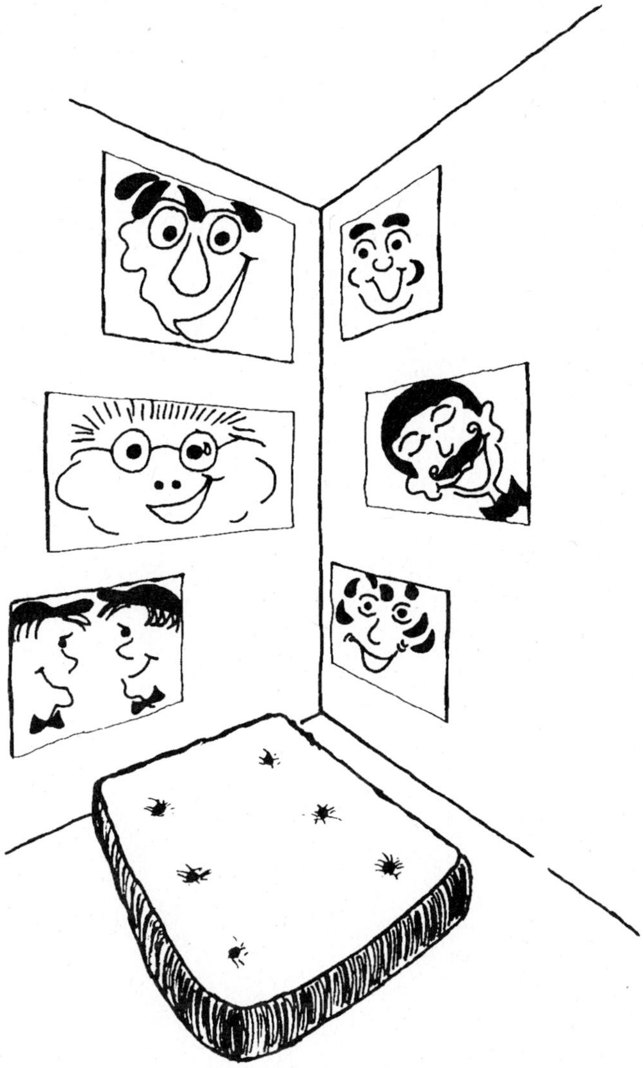

Zum Schluß noch ein Projektvorschlag, nachdem die Kinder nun schon viel über ihre Gefühle gelernt haben:

Projekt Stimmungsecken

Im Spiel- oder Klassenraum werden Stimmungsecken eingerichtet, in die das Kind sich zurückziehen kann. Die Ekken werden gekennzeichnet durch Gesichter, die bestimmte Gefühle ausdrücken, z.B. Wut, Traurigkeit, gute Laune. Die Gesichter können aus Zeitschriften ausgeschnitten werden.

Die Kinder lernen so, ihre Gefühle zu erkennen und sie auszudrücken. In der Stimmungsecke kann die Erzieherin aber auch ein Gespräch mit dem Kind beginnen über sein Gefühl und die Gründe dafür. Das Kind hat eine Möglichkeit, ohne Worte zu signalisieren, daß es ein Problem hat, z.B. wenn es immer wieder in die "Angst-Ecke" geht.

Wenn es in der Schule mangels Räumlichkeiten schwierig wird, Stimmungsecken einzurichten, kann das Projekt auch abgewandelt werden. Die Gesichter, die die verschiedenen Gefühle ausdrücken oder auch die Bezeichnungen (die Kinder können ja schon lesen) werden der Reihe nach an einer Wand befestigt. Am Rande hängen Kärtchen mit den Namen der Kinder. Sie können nun ihren Namen unter das jeweilige Gefühl aufhängen.

Materialien und Spieleinheiten

(Stand 1992/1993)

Themenbereiche wie Gefühle, Angst, Erlebnisse mitteilen, Konflikte mit Eltern, Junge und Mädchen, finden sich auch in:

Crossier, Sigrun/
Heß, Gabriele/
Köstlin-Gloger, Gabriele:
● **Elementarspiele zum sozialen Lernen**
Vorschläge und Anregungen für Kindergarten und Vorschule
Weinheim und Basel 1979

Bausteine Kindergarten:
● **Heft 1/87: "Mein Herz klopft, ich kann mich spüren."**
Heft 1/88: "Schau mich an, was mein Gesicht Dir sagen kann."

Knister/Paul/Maar:
● **Frühling, Spiele, Herbst und Lieder**
Ravensburg 1981

Lange-Niederprüm, Iris:
● **Bilder, Märchen, Phantasiereisen**
Mülheim an der Ruhr 1992

Unterrichtseinheiten für die Grundschule:

Thomasky, Ingrid:
● **Lernziel Zärtlichkeit**
Weinheim und Basel, 2. Aufl. 1981

Spieleinheiten für 8-13jährige:

Achtnich, Elisabeth (Hrsg.):
● **Zärtlichkeit und Wut**
Vom Umgang mit Gefühlen in der Kindergruppe
Gelnhausen und Freiburg 1982

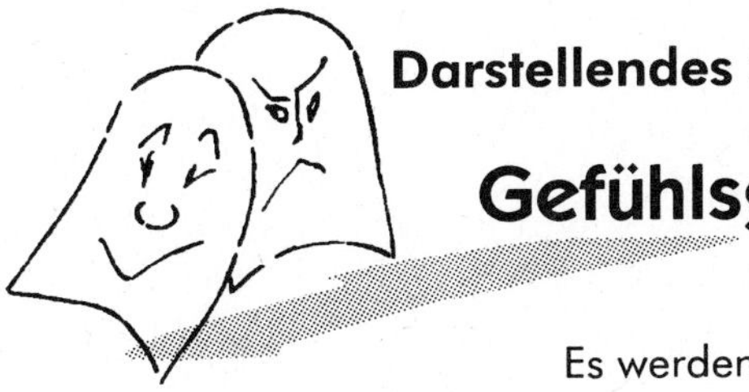

Darstellendes Spiel

Gefühlsgedicht

Es werden zwei Gruppen gebildet, die die gegensätzlichen
Gefühle darstellen und vorspielen:

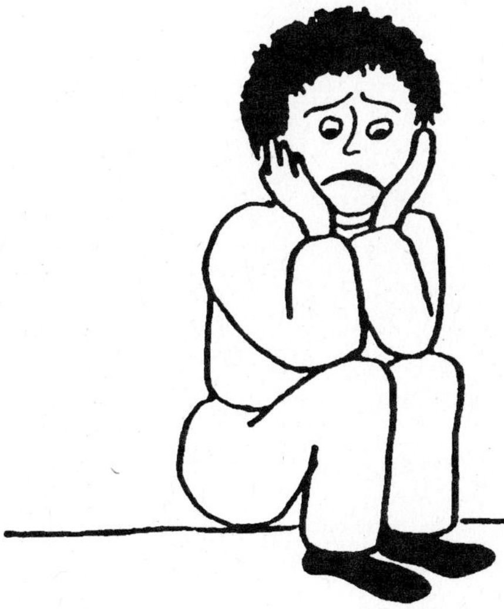

Angst und Mut
Glück und Wut

Ernst und Scherz
Lachen und Schmerz

Freude und Trauer
süß und sauer

hauen und küssen
dürfen und müssen

stark und schwach
müde und wach

wehren und ducken
weinen und mucken

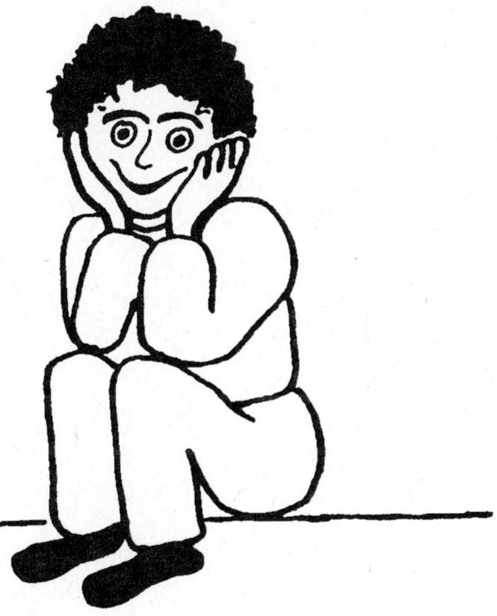

Darstellendes Spiel (Pantomime)

Gefühle erkennen

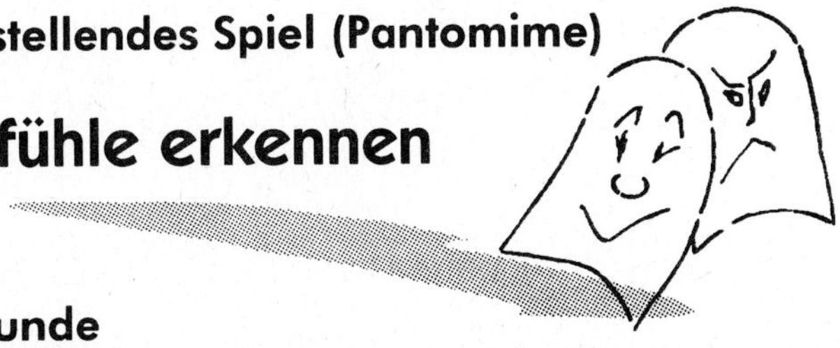

1. Runde

"Hier habt ihr Zettel, auf denen verschiedene Gefühle stehen. Jeder darf ein Gefühl vorspielen, das die anderen erraten sollen."

- *Ich freue mich!*
- *Ich bin traurig!*
- *Ich bin mutig!*
- *Mir ist schlecht!*
- *Ich habe Angst!*
- *Ich weine!*
- *Ich will das unbedingt haben!*
- *Ich bin so allein!*
- *Ich bin so wütend!*
- *Ich wehre mich!*
- *Ich schmuse!*
- *Mir tut etwas weh!*

2. Runde

"Bitte zählt noch mehr Gefühle auf und spielt sie vor, wenn ihr Lust habt."

3. Runde

"Wir bilden zwei Gruppen. Eine sucht sich nur angenehme Gefühle aus, die andere nur unangenehme. Könnt ihr die auch vorspielen?"

4. Runde

"Wer kann erzählen, wie es war, als Ihr euch mal schlecht gefühlt habt?"
"Was könnt ihr in einer Situation, in der ihr ein unangenehmes Gefühl habt, tun?"

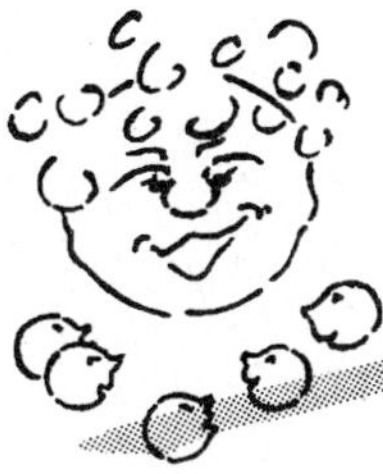

Ausschneiden und Erzählen

Gefühlsgesichter

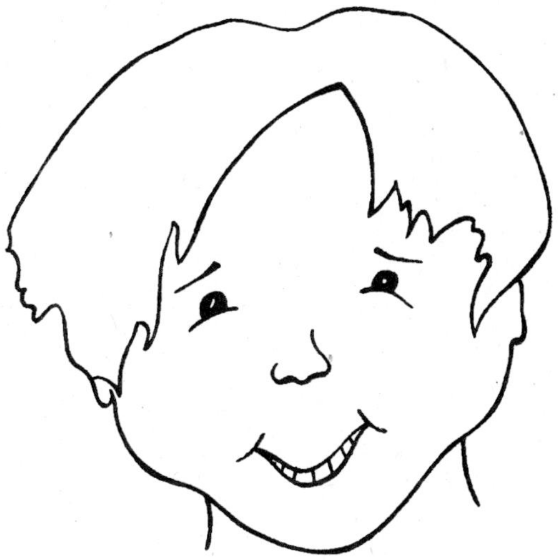

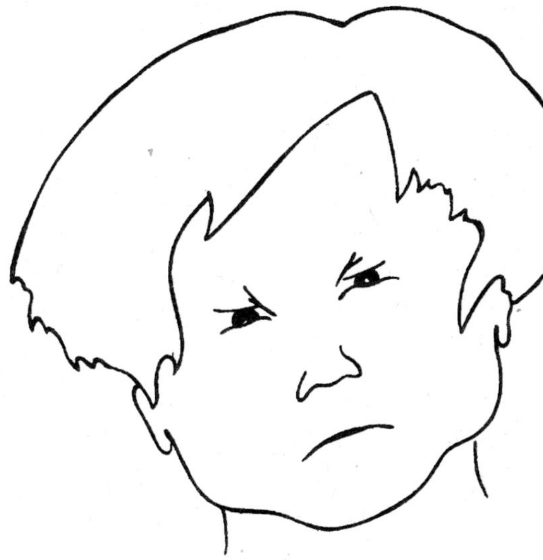

1. Die Kinder schneiden aus Zeitschriften Gesichter mit Gefühlsausdrücken aus und benennen anschließend die Gefühle.

2. Sie suchen sich ein Gefühlsgesicht (Kindergesicht) heraus und erzählen eine Geschichte. "Was hat dieses Kind erlebt? Wie fühlt es sich? Warum fühlt es sich so?"

3. Jedes Kind nimmt ein Gefühlsgesicht seiner Wahl und erzählt: "Als ich dieses Gefühl hatte...!"

4. Die Kinder erstellen eine Collage. Dazu ordnen sie die Gefühlsgesichter in zwei Gruppen: Dieses Kind fühlt sich gut, dieses Kind fühlt sich schlecht.

5. Die Kinder überlegen zusammen mit der Spielleiterin: "Was kann ich tun, wenn ich ein unangenehmes Gefühl habe? Wie bekomme ich wieder ein angenehmes Gefühl?"
(Wichtige Aussage: Unangenehme Gefühle sagen uns, wenn etwas nicht in Ordnung ist. Wir können etwas dagegen tun.)

6. Vielleicht fällt den Kindern die eindeutige Zuordnung nach unangenehmen und angenehmen Gefühlen schwer, weil es Gefühle gibt, die irgendwo zwischendrin liegen. Wir nennen diese: komische Gefühle. Sie machen uns ganz durcheinander.

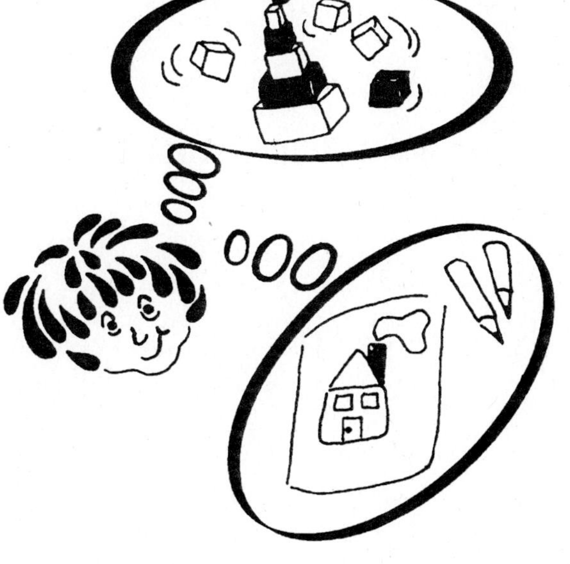

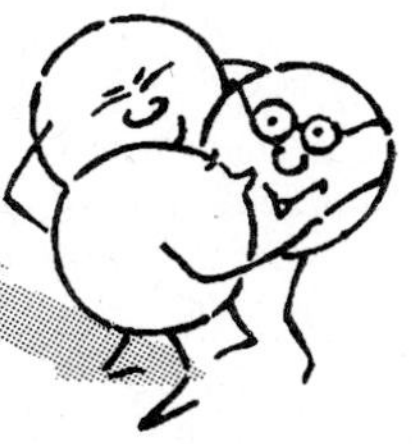

Kreisspiel

Lobrunde

1. Runde

Die Kinder sitzen mit der Spielleiterin im Kreis. Sie sagt jedem Kind, was es besonders gut kann, z.B. "Sarah, Du kannst gut Türme bauen." "Torsten, Du kannst gut Schnürsenkel binden", usw.
Nach jedem Lob klatschen alle Kinder Beifall.

2. Runde

Jedes Kind überlegt sich noch etwas, was es gut kann und sagt es: "Ich kann gut Häuser malen", usw. Alle Kinder klatschen.

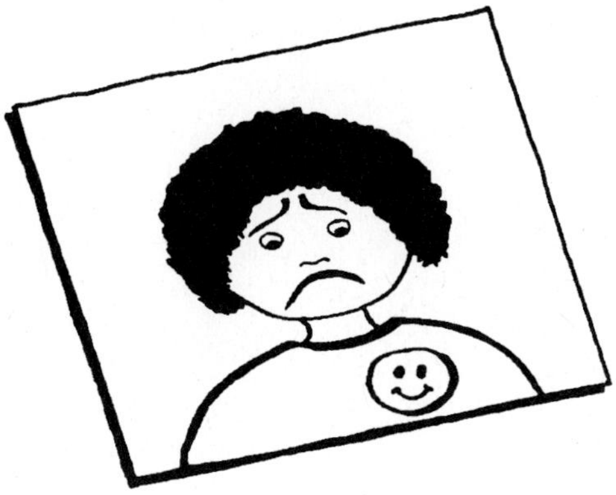

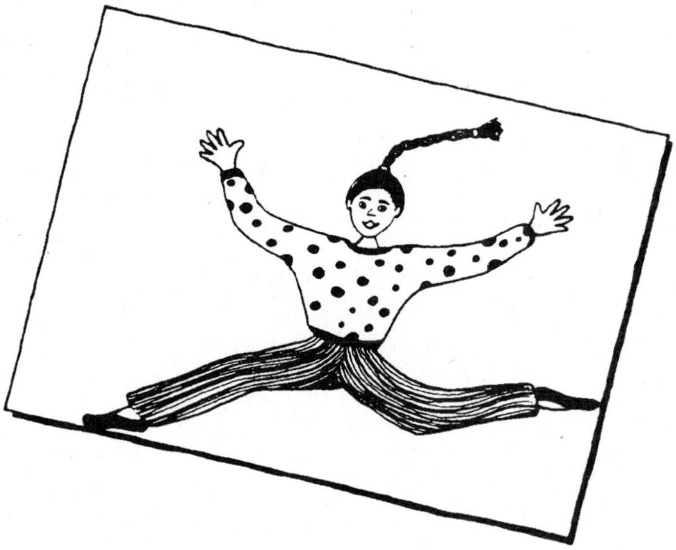

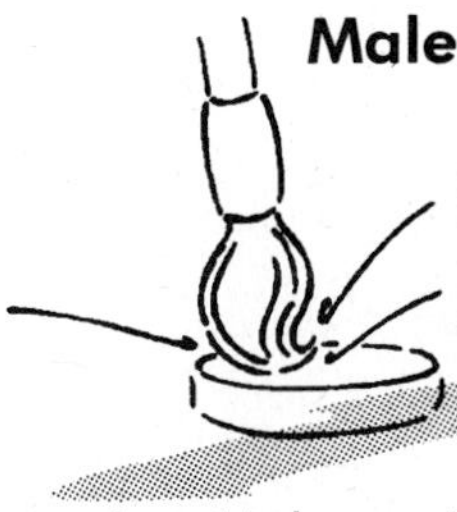

Malen

Ein lustiges und ein trauriges Bild

Vor dem Malen spricht die Spielleiterin über diese beiden Gefühle. Was finden die Kinder lustig? Was finden sie traurig? Wann sind sie selbst lustig/traurig? Welche Farben fallen ihnen ein für das lustige Bild, welche für das traurige Bild? Die Kinder malen nun ein Bild ihrer Wahl. Später wird darüber gesprochen, was ihr Bild beinhaltet, warum sie es so gemalt haben.

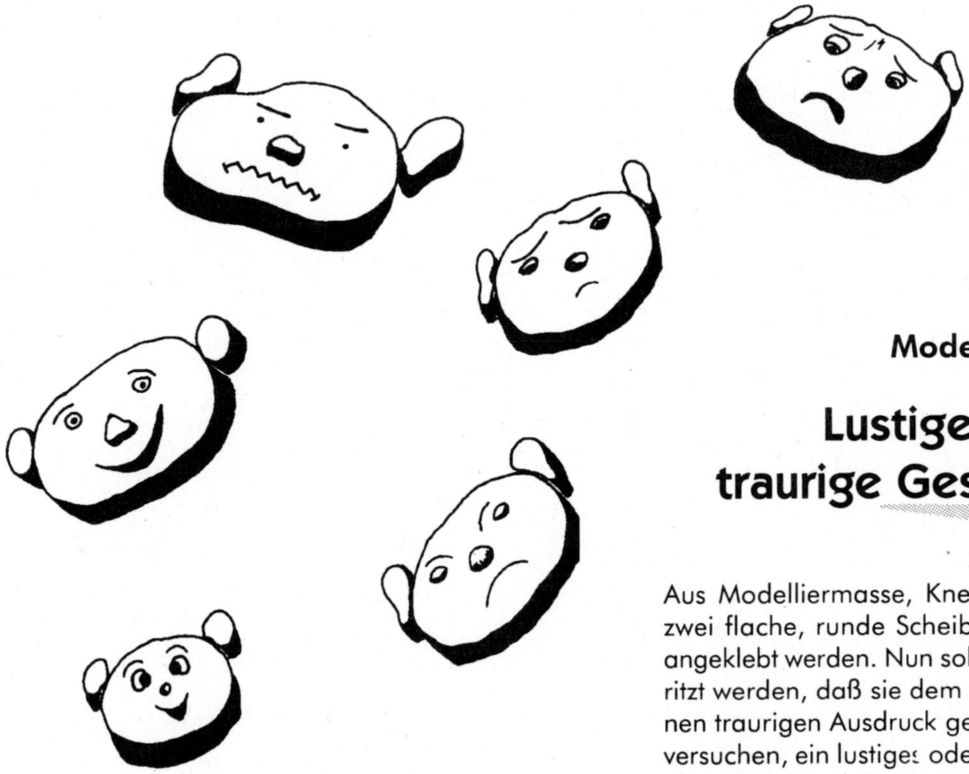

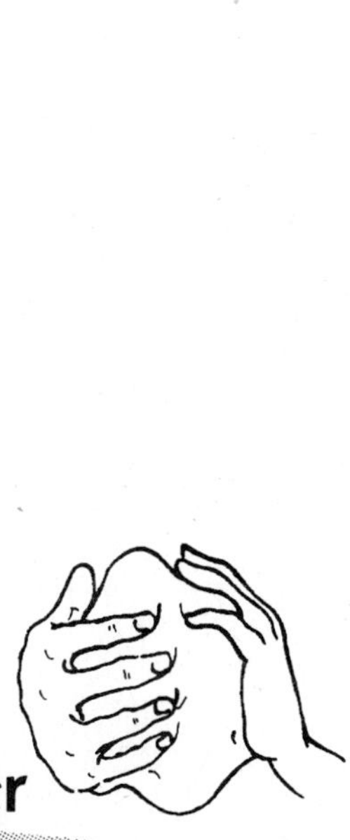

Modellieren

Lustige und traurige Gesichter

Aus Modelliermasse, Knete oder Ton formt jedes Kind zwei flache, runde Scheiben, denen Ohren und Nasen angeklebt werden. Nun sollen Mund und Augen so eingeritzt werden, daß sie dem Gesicht einen lustigen bzw. einen traurigen Ausdruck geben. Die Kinder können selbst versuchen, ein lustiges oder trauriges Gesicht zu machen, um eine Vorlage für ihr Tongesicht zu haben.

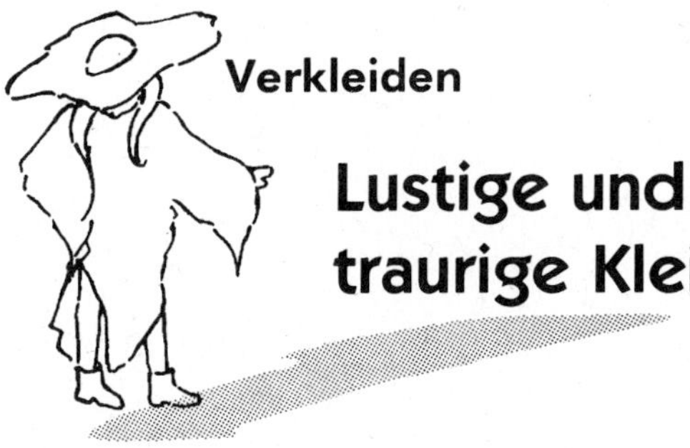

Verkleiden

Lustige und traurige Kleider

In der Kleiderkiste sollten genügend Kleidungsstücke sein, um verschiedene Gefühle mittels Verkleidung ausdrücken zu können. Also nicht nur bunte, lustige Stücke, sondern auch dunkle, schwarze Kleider und Tücher. Man kann nun den Kindern die Aufgabe stellen, sich lustig oder traurig anzuziehen oder ihnen die Wahl selbst überlassen. Über jede Verkleidung sollte gesprochen werden. Warum hast Du dies Kleid ausgesucht? Wie fühlst Du Dich darin? usw.

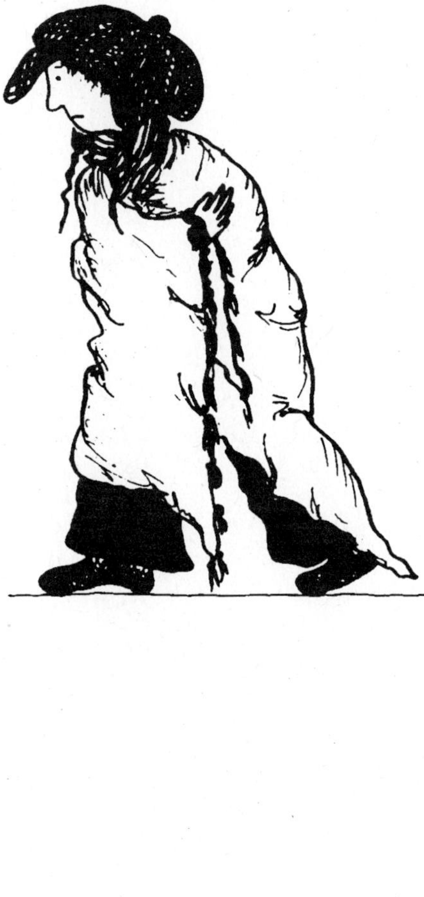

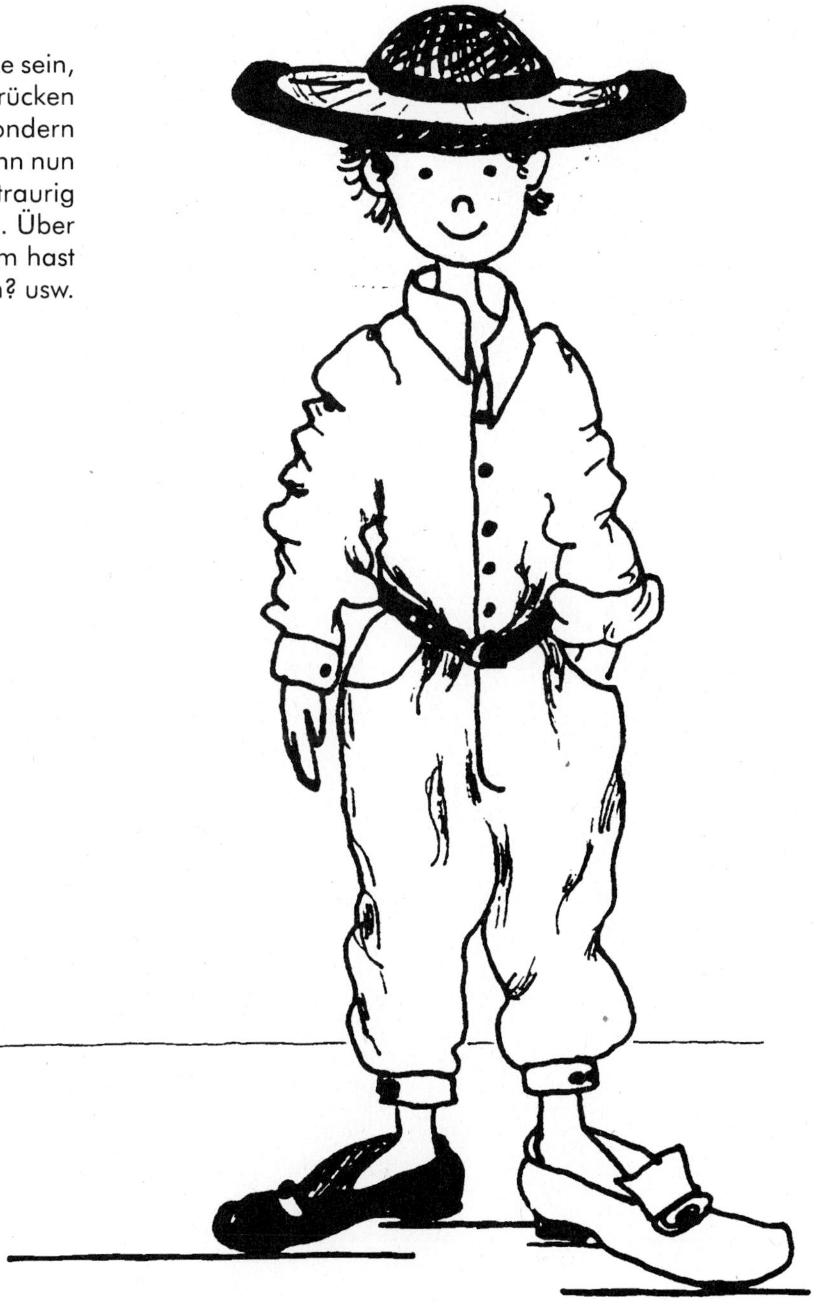

Einige zungenbrecherische Gefühle:

- Werner weint wieder wegen Wolfgang, weil Wolfgang wild und wütend wirkt.
- Tina tobt tierisch trotzig, aber Tanja tröstet Tina trotzdem.
- Laura lacht lieber lustig und laut als leise und langweilig.

Das Lied von den Gefühlen

aus: Hoffmann, Klaus W.: Wenn der Elefant in die Disco geht.
Ravensburg 1983
© Ravensburger Buchverlag Otto Maier GmbH

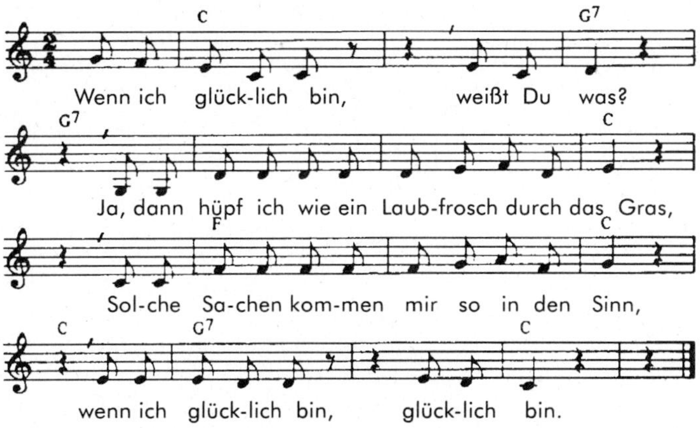

Wenn ich glücklich bin, weißt du was?
Ja, dann hüpf ich wie ein Laubfrosch durch das Gras.
Solche Sachen kommen mir so in den Sinn,
wenn ich glücklich bin, glücklich bin.

Wenn ich wütend bin, sag ich dir,
ja, dann stampf und brüll ich wie ein wilder Stier.
Solche Sachen kommen mir so in den Sinn,
wenn ich wütend bin, wütend bin.

Wenn ich albern bin, fällt mir ein,
ja, dann quiek ich manchmal wie ein kleines Schwein.
Solche Sachen kommen mir so in den Sinn,
wenn ich albern bin, albern bin.

Wenn ich traurig bin, stell dir vor,
ja, dann heul ich wie ein Hofhund vor dem Tor.
Solche Sachen kommen mir so in den Sinn,
wenn ich traurig bin, traurig bin.

Wenn ich fröhlich bin, hör mal zu,
ja, dann pfeif ich wie ein bunter Kakadu.
Solche Sachen kommen mir so in den Sinn,
wenn ich fröhlich bin, fröhlich bin.

Spielidee:

Seine Gefühle sollte man nicht immer verbergen. Jeder ist mal glücklich und mal traurig, auch die Erwachsenen. Die Menschen verhalten sich ganz unterschiedlich, wenn sie zum Beispiel glücklich sind: Die einen machen lachend einen Luftsprung, die anderen klatschen begeistert in die Hände, und wieder andere sind still und strahlen über das ganze Gesicht oder weinen vor Glück.

Wenn jemand traurig oder wütend ist, hat er wiederum eine ganz andere Mimik oder Gestik.

In diesem Lied erzählt ein Kind, wie es seine Gefühle zum Ausdruck bringt. Dabei geniert es sich auch nicht, wie ein Hofhund zu heulen.

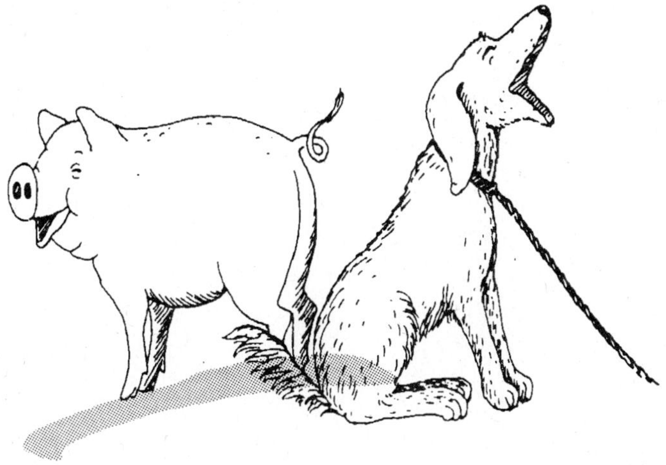

Es gibt ein Spiel, bei dem solche Gefühle dargestellt und erraten werden müssen. Das geht so: Ein Spieler denkt sich ein Gefühl aus: Freude, Wut, Trauer usw. Ohne Worte, nur mit Gesichtsausdruck und Körperhaltung, muß er dieses Gefühl vor den anderen darstellen. Die Mitspieler schreiben auf ein Blatt Papier, was sie erraten haben. Wer hat richtig geraten? Woran hat er es erkannt?

Bilderbücher gegen die Angst

Mercer Mayer:
● **Da liegt ein Krokodil unter meinem Bett.** *Hamburg 1988*
Unter Jessies Bett sitzt ein Krokodil! Er weiß genau, daß es da ist, obwohl Mama und Papa nichts entdecken, wenn sie unters Bett schauen. Obwohl Jessie Angst hat, gelingt es ihm, mit Phantasie und Gewitztheit das Krokodil zu besiegen.

Agusti Asensio / Merce Company:
● **Die Traumbäckerin.** *Erlangen 1988*
Nana Bunilda ist eine sehr nette Hexe. Wenn ein Kind schlecht träumt, kommt sie auf ihrem Albtraum-Staubsauger angedüst und saugt die bösen Träume auf. Zuhause schüttet sie alle Träume in einen großen Topf, kocht sie gut durch und macht daraus leckeren Schokoladenkuchen.

Martin Waddell / Barbara Firth:
● **Kannst du nicht schlafen, kleiner Bär?**
Wien, München 1989
Dem kleinen Bär geht es ähnlich wie so manchem Mädchen oder Jungen: Er kann nicht schlafen, weil er sich vor der Dunkelheit fürchtet. Da helfen auch immer größere Laternen nicht, bis der große Bär dem kleinen Bären das schönste Licht bringt - den Mond und die Sterne.

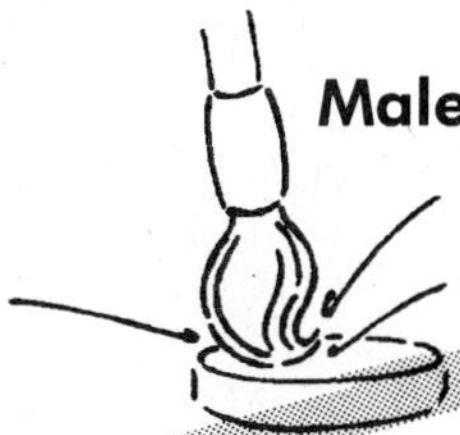

Malen

Angstbild

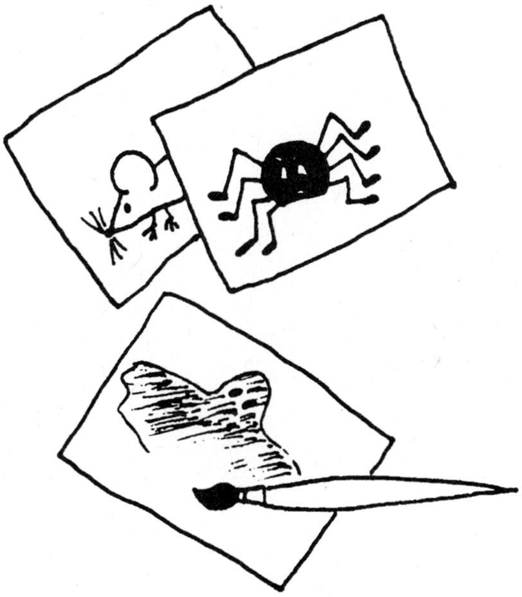

Die Kinder malen ein Bild:
"Alles, was mir Angst macht!"

Jedes Bild sollte besprochen werden, deshalb ist eine kleine Gruppe angebracht.
Anschließend malen die Kinder ein Mutbild: "Alles, was mir gegen die Angst hilft!"

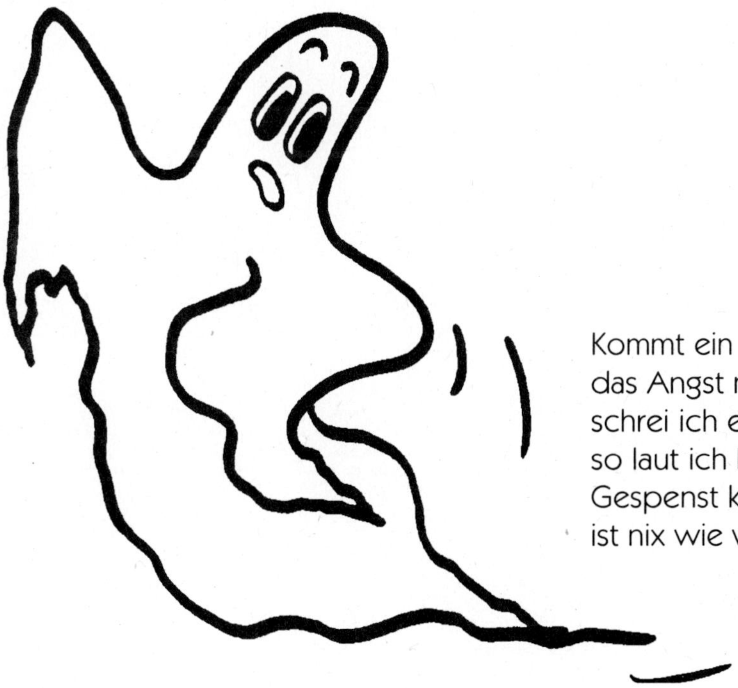

Vers

Nachtgespenst

Kommt ein Gespenst in der Nacht,
das Angst mir macht,
schrei ich es an,
so laut ich kann!
Gespenst kriegt 'n Schreck,
ist nix wie weg.

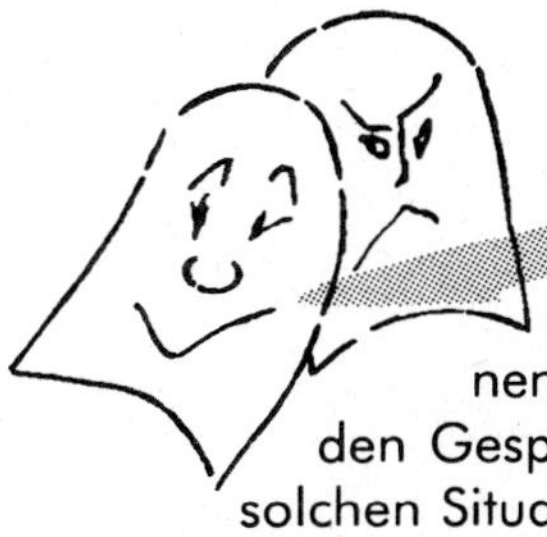

Rollenspiele

Wir spielen Situationen, in denen wir Angst hatten. Im nachfolgenden Gespräch wird diskutiert, was man in solchen Situationen tun kann, um keine Angst mehr zu haben (z.B. mit jemanden zusammen sein, davon erzählen). Nun spielen wir, was man gegen die Angst tun kann.

Angstlied

1. Strophe

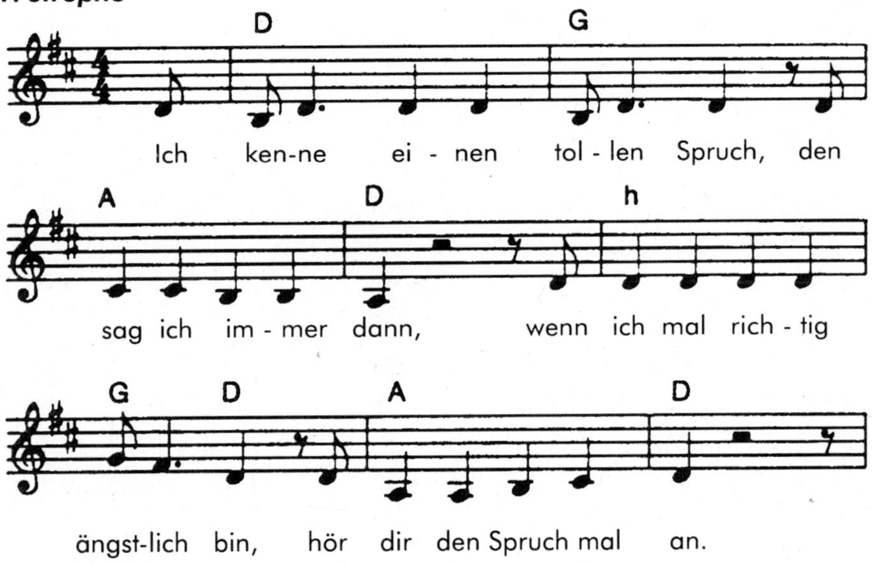

Refrain

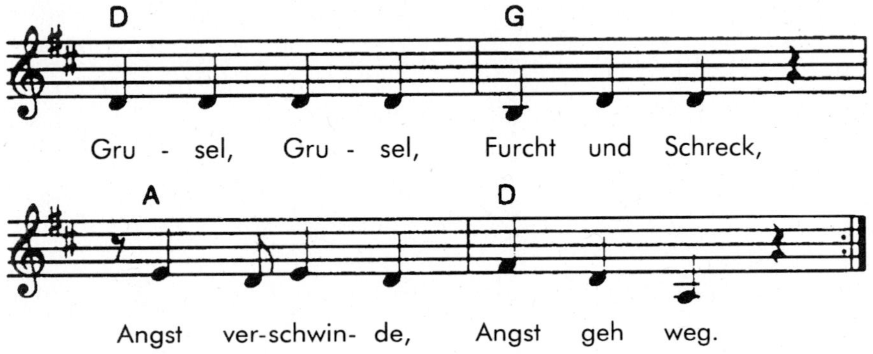

2. Strophe

Jetzt geht es mir schon wieder gut,
die Angst ist aus dem Bauch.
Probier den Spruch doch selber aus,
bestimmt hilft er dir auch.

Refrain....

aus: Knister/Paul/Maar:
Frühling, Spiele, Herbst und Lieder
Ravensburg 1981

Melanie und das Gespenst

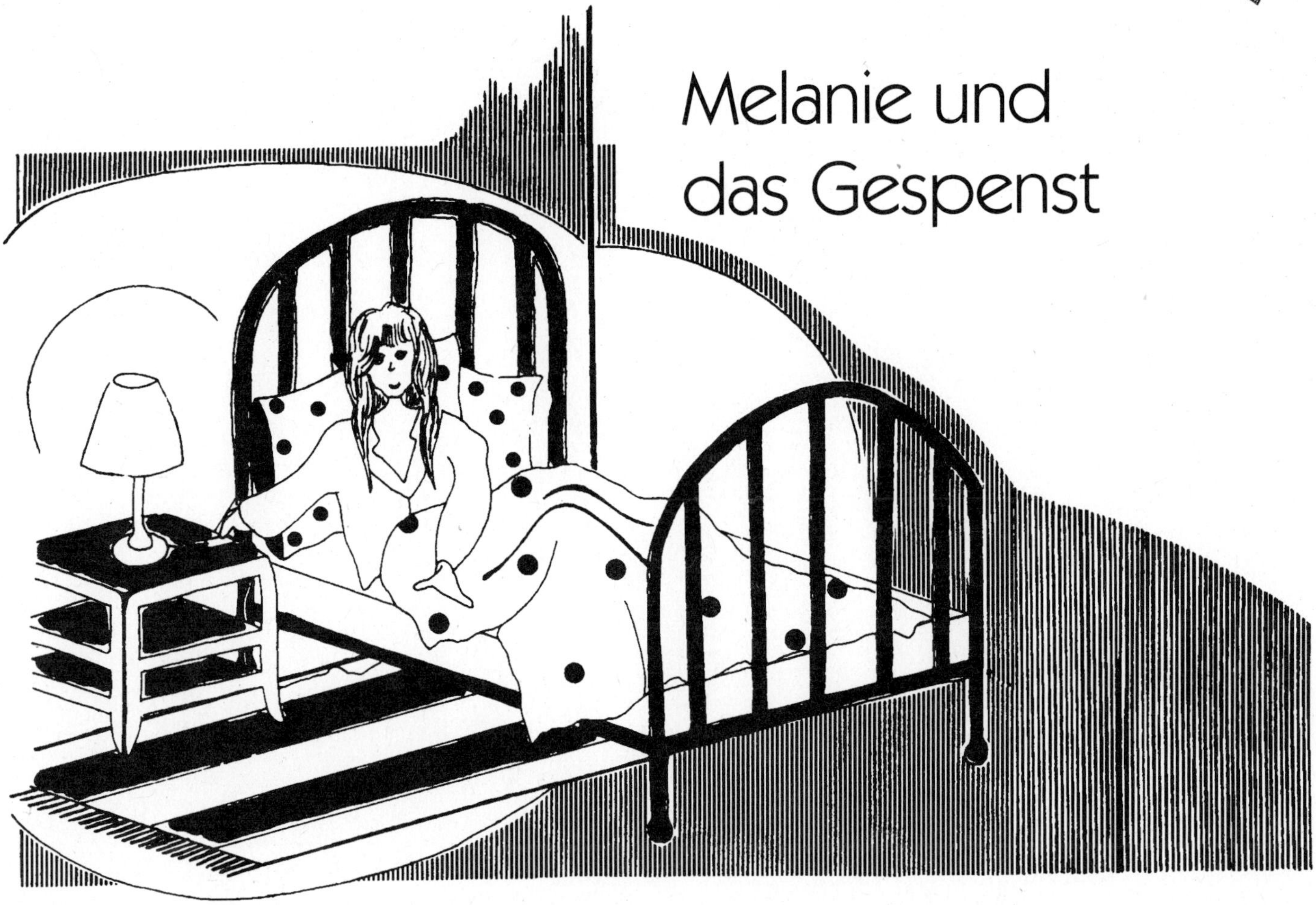

Melanie guckte sich im Fernsehen Sandmännchen an. Es war so lustig, und sie mußte dauernd kichern. Aber wie jeden Abend rief die Mutter: "Melanie, Zeit ins Bett zu gehen!" Melanie maulte ein bißchen, sie war noch gar nicht müde. Papa schaute hinter seiner Zeitung auf und sagte: "Aber, aber, mein Kleines, keine Widerrede. Tu, was deine Mutter sagt. Husch, husch in die Heia. Ich komm' später nochmal und gucke, ob du auch richtig zugedeckt bist." Melanie blieb also nichts anderes übrig, als Papa und Mama einen Gute-Nacht-Kuß zu geben und ins Bett zu steigen.

Aber wie meistens, wenn sie im Dunkeln in ihrem Bett lag, bekam sie so ein komisches Gefühl. Das lag an dem Gespenst. Ein paarmal war nämlich nachts ein Gespenst ins Zimmer gekommen. Sie war schon eingeschlafen und dachte zuerst, sie hätte geträumt. Aber nein, das Gespenst war wiedergekommen, es hatte nichts gesagt, nur so rumgestanden und sich manchmal bewegt. Melanie gruselte sich und war ganz durcheinander. Aber sie traute sich nicht, Mama davon zu erzählen, denn die sagte immer: "Kind, du mit deiner Phantasie."

Jetzt, als sie so in ihrem Bett lag, dachte sie: "Ich will nicht, daß das blöde Gespenst wiederkommt und mir Angst macht, ich will es nicht und will es nicht!" Und ganz leise flüsterte sie hinzu: "Verdammt nochmal!" Obwohl sie solche Wörter eigentlich nicht sagen durfte. Aber es half, denn plötzlich hatte sie gar keine Angst mehr, höchstens ein winziges bißchen, dafür war sie ganz schön wütend und richtig mutig. Melanie wußte auf einmal genau, was sie machen würde, wenn das Gespenst wiederkäme. Das Licht würde sie anmachen! Sie wußte, daß Licht Vampire vertreibt, bei Gespenstern würde das bestimmt auch was nützen. Sie rückte das Nachttischlämpchen nahe an sich heran. Und dann hatte sie noch eine tolle Idee, ein Zauberspruch gegen Gespenster, das war's:

Gespensterschreck, Gespensterschreck,
verdammt noch mal, geh' endlich weg,
komm ja nicht wieder her,
sonst fluche ich noch mehr!

Melanie sagte den Spruch zwei-, dreimal vor sich hin und wurde immer lauter dabei. Na, dem Gespenst würde aber das olle Nachthemd flattern, wenn es das zu hören bekäme.

Um ganz sicher zu gehen, nahm Melanie sich vor, doch Mama von dem Gespenst zu erzählen. Und der netten Frau Schmidt im Kindergarten auch. Wenn die ihr nicht glaubten, mußte sie eben nochmal und nochmal erzählen, bis sie es kapiert hatten. "Dem Gespenst werd ich schon zeigen, daß ich mich wehren kann", dachte Melanie, "und wenn es noch so gruselig daher kommt. Verdammt noch mal!"

(Gisela Braun)

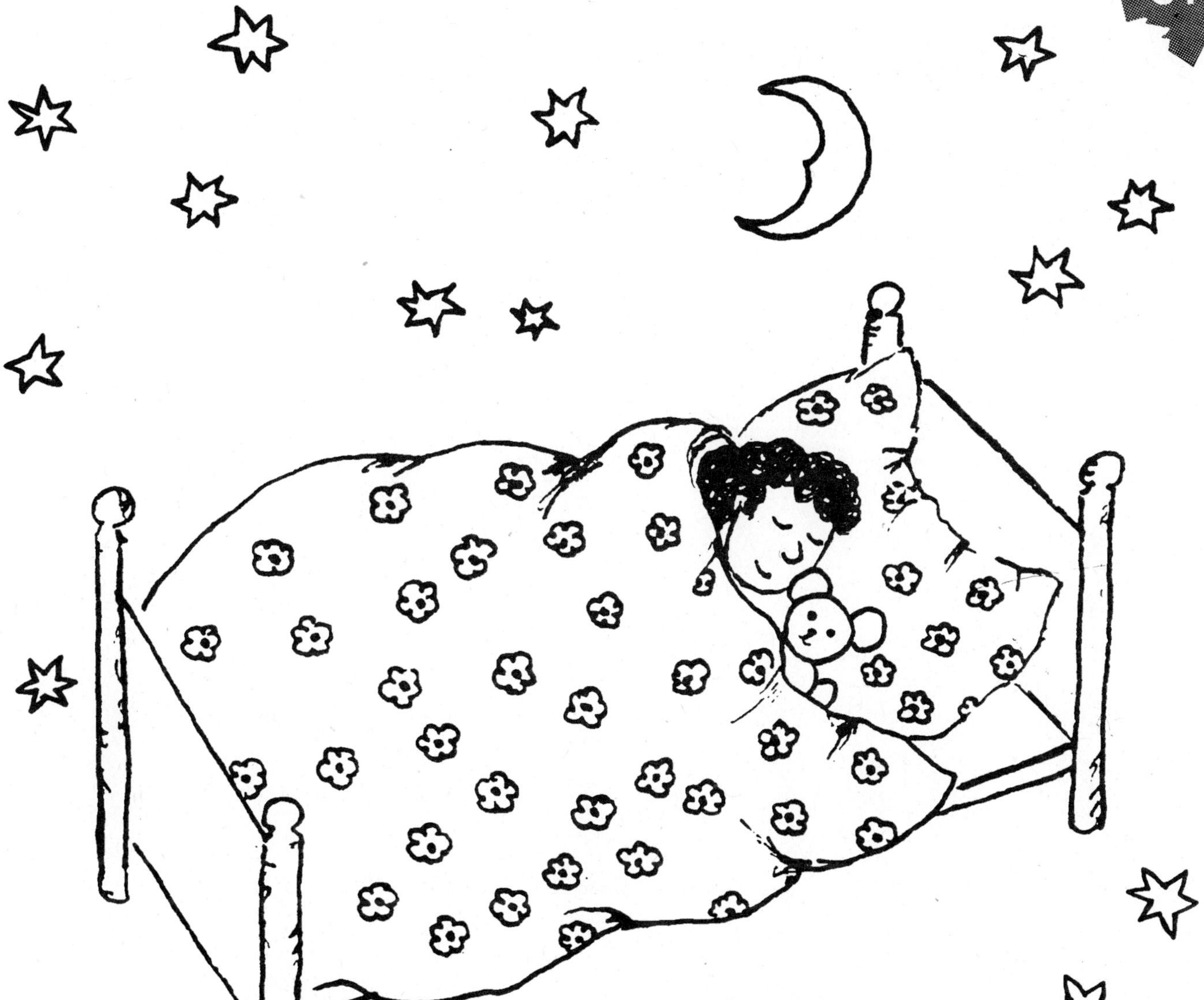

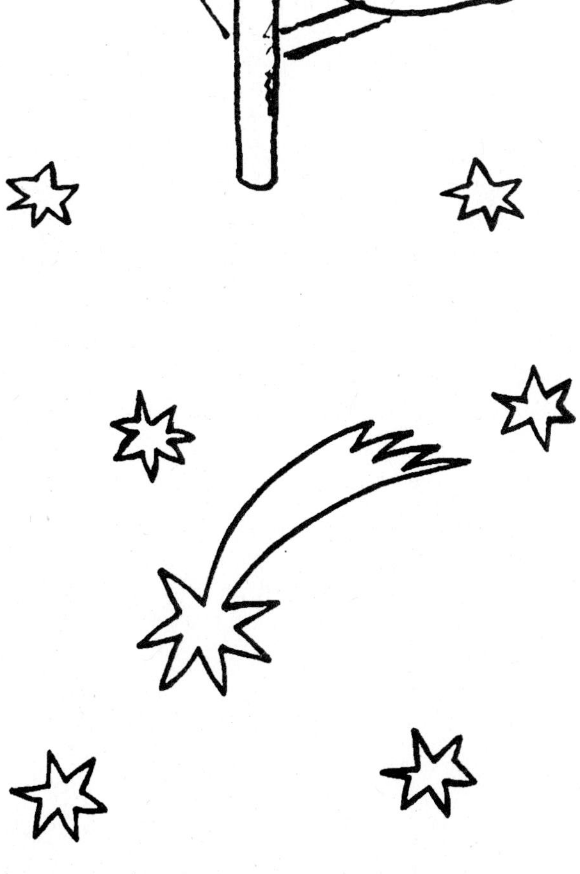

Schlafgedicht

Gute Nacht, mein Schätzchen,
mach mir keine Mätzchen.
Gib mir rasch noch einen Kuß,
Lichter aus, für heut ist Schluß.

Sag mir, wie ist's bei Dir?
Gehst Du abends gern ins Bett?
Ist's dort kuschelig und nett?
Geht Dein Teddybär mit Dir
oder sonst ein Schmusetier?
Hast Du Angst wenn's dunkel ist
und Du ganz alleine bist?

Siehst Du manchesmal Gestalten,
die Gespenstertreffen halten?
Hast Du gern beim Schlafen Licht?
Träumst Du Schönes oder nicht?
Brauchst Du zum Schlafen auch ein Kissen?
Das alles möcht ich gerne wissen!

(Gisela Braun)

Trau dich

von Volker Ludwig und
Birgit Heymann
aus: Das Grips - Liederbuch

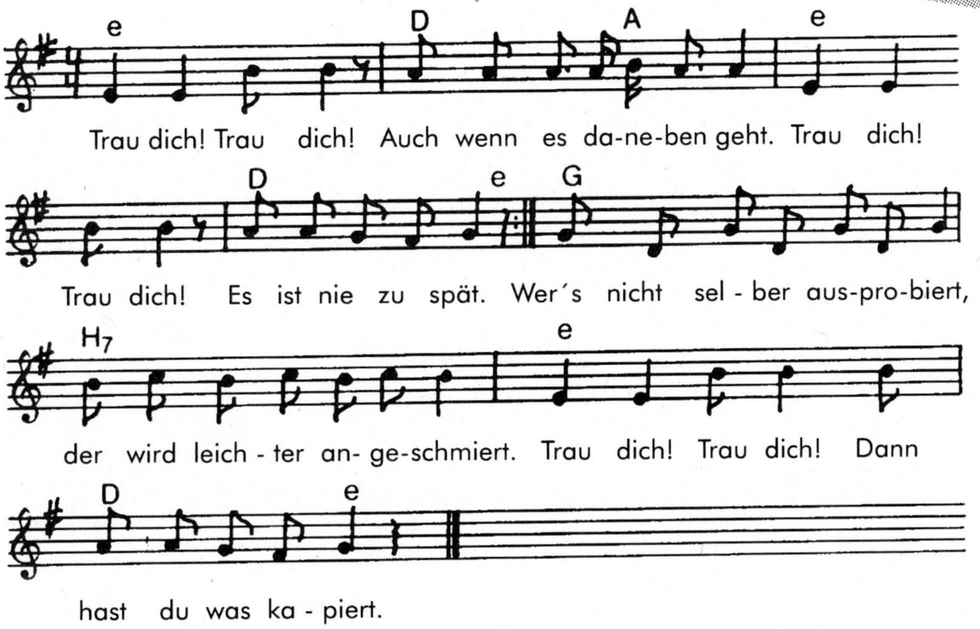
e D A e
Trau dich! Trau dich! Auch wenn es da-ne-ben geht. Trau dich!
D e G
Trau dich! Es ist nie zu spät. Wer´s nicht sel - ber aus-pro-biert,
H7 e
der wird leich - ter an- ge-schmiert. Trau dich! Trau dich! Dann
D e
hast du was ka - piert.

2 Trau dich! Trau dich!
Auch wenn du erst fünfe bist!
Trau dich! Trau dich!
Auch Große machen Mist.
Glaub' nicht alles, was du hörst,
wenn du sie mit Fragen störst.
Trau dich! Trau dich!
Bis du was erfährst.

3 Trau dich! Trau dich!
Andern geht's genauso schlecht
Trau dich! Trau dich!
Kämpft um euer Recht!
Tretet für einander ein,
dann könnt ihr bald viele sein.
Trau dich! Trau dich!
Du bist nicht allein.

Grips Theater Berlin (Hrsg): Grips Liederbuch Berlin o.J.

Gute und schlechte Geheimnisse

Diese Einheit hat zum Ziel, den Kindern eine Unterscheidung zwischen guten und schlechten Geheimnissen nahezubringen und sie zu ermutigen, von schlechten Geheimnissen zu erzählen.

Gute Geheimnisse machen Freude, sind spannend, wie z.B. eine Geburtstagsüberraschung, schlechte dagegen machen Kummer und bedrücken. Von denen sollte man erzählen.

Kinder lernen oft, daß sie nicht petzen dürfen. Sie müssen wissen, daß es nichts mit Petzen zu tun hat, wenn man schlechte Geheimnisse weitererzählt. Selbst, wenn man versprochen hat, nichts zu sagen, darf man doch über ein Geheimnis sprechen, das Kummer macht.

● Zuerst einmal ist es wichtig, daß Kinder lernen, zwischen guten und schlechten Geheimnissen zu unterscheiden, denn das ist manchmal gar nicht einfach.
Das **Ratespiel** im Kreis und die **Geschichte** helfen den Kindern dabei, indem sie ihnen alltägliche Situationen vorstellen, wobei auch sexuelle Übergriffe behutsam angesprochen werden.

Die einzelnen Situationen des Ratespiels können auf Kärtchen geschrieben werden, und jeweils zwei Kinder der Grundschulklasse beschäftigen sich mit der Frage, ob und warum dies ein gutes oder schlechtes Geheimnis ist.

Auch bei der Geschichte kann nach jedem Absatz geraten werden, ob es ein gutes oder schlechtes Geheimnis ist, mit dem die beiden Mädchen konfrontiert wurden.

Die Spielleiterin sollte nach jedem "Geheimnis", das die Kinder erraten haben, besprechen, warum es ein gutes oder schlechtes war. Sie kann die Kinder fragen, wie man sich fühlt in einer solchen Situation. Je nachdem, ob man sich gut oder schlecht fühlt, ist auch das Geheimnis gut oder schlecht. Sie bestärkt die Kinder, schlechte Geheimnisse zu erzählen und überlegt zusammen mit den Kindern, wem sie sich wohl anvertrauen könnten, wenn sie selbst in einer solchen Situation wären.

● Bei diesen Einheiten geht es auch immer darum, Kindern Gelegenheit zu geben, Beispiele für Geheimnisse aus ihrem Lebensalltag zu nennen, über ihre Erfahrungen zu sprechen. Es hilft den Mädchen und Jungen, wenn im Gespräch herausgearbeitet wird, wem sie ein schlechtes Geheimnis erzählen würden. Viele werden sicher Papa und Mama nennen, aber nicht immer können sich Kindern den Eltern anvertrauen. Also sollte diese "HelferInnenliste" auch weitere vertraute Personen erhalten, z.B. Oma, Tante, Erzieherin, Lehrerin usw.
Die klitzekleine Geschichte und der **Zungenbrecher** geben betroffenen Kindern ausdrücklich die Erlaubnis und die Bestärkung, sich anzuvertrauen.

● Jemandem von einem schlechten Geheimnis zu erzählen heißt, Hilfe zu suchen. Kinder haben ein Recht auf Hilfe. Unterstützung kann von Erwachsenen kommen, denen die Kinder erzählen, wenn sie ein Problem haben,

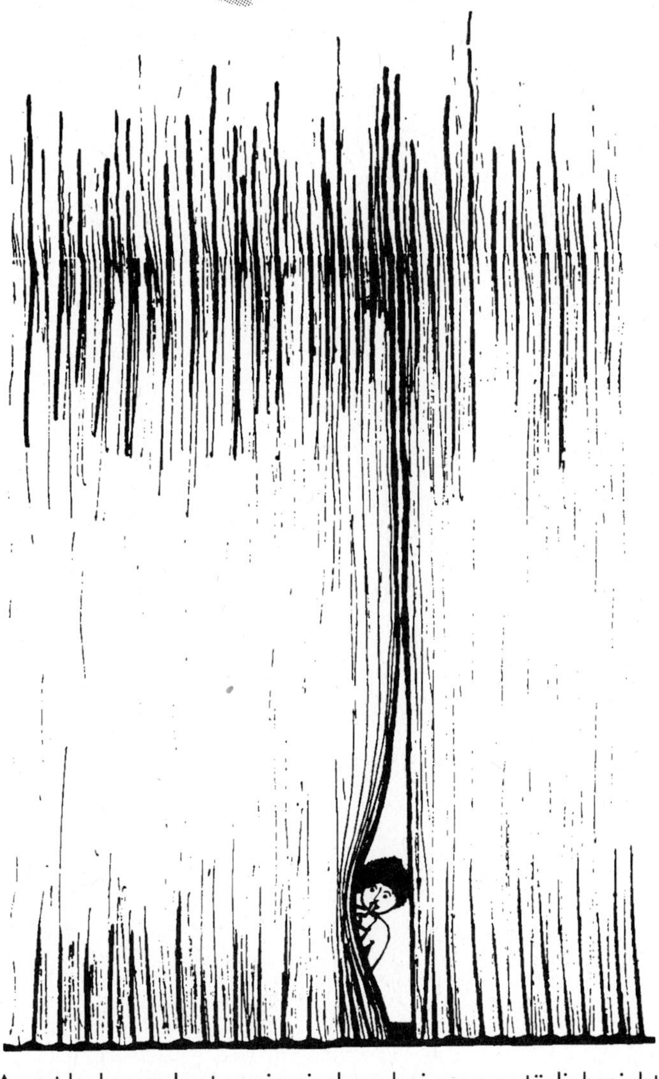

Angst haben oder traurig sind, wobei man natürlich nicht verschweigen kann, daß manche Erwachsene das Kind mit seinen Problemen nicht ernst nehmen. Es ist deshalb wichtig, die Kinder zu ermutigen, immer wieder um Hilfe nachzusuchen, solange mit verschiedenen Personen über ihre Lage zu sprechen, bis ihnen jemand glaubt und hilft.

Aber Kinder können sich auch untereinander helfen. Vor allem zu zweit oder mehreren sind sie stark. Und dieses Gefühl der Stärke gibt ihnen das Selbstbewußtsein, sich gemeinsam durchzusetzen, gerade gegenüber Erwachsenen. Darauf zielt das Kreisspiel **Große Leute - kleine Leute** ab.

Bekannte Fangspiele können, auch von den Kindern selbst, leicht zu Hilfespielen umgewandelt werden.

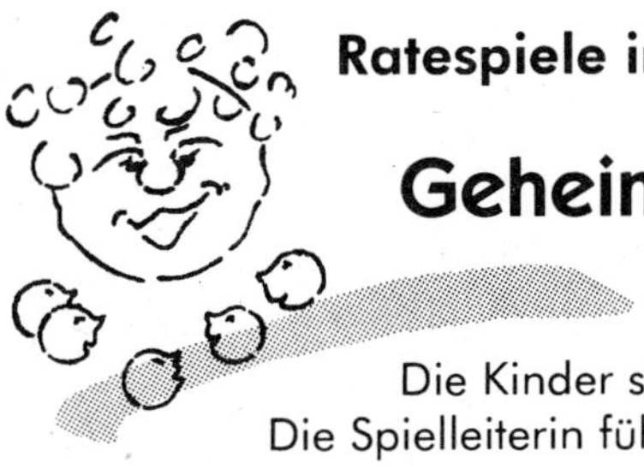

Ratespiele im Kreis

Geheimnisse

Die Kinder sitzen im Kreis.
Die Spielleiterin führt in das Spiel ein:

"Wißt ihr, was ein Geheimnis ist?" Die Kinder nennen Beispiele und die Spielleiterin fährt fort: "Es gibt gute und schlechte Geheimnisse. Gute Geheimnisse machen Freude, wie zum Beispiel eine Geburtstagsüberraschung. Schlechte Geheimnisse bedrücken und machen Kummer. Sie sind eigentlich gar keine richtigen Geheimnisse, denn man darf sie erzählen. Das ist kein Petzen. Ich nenne euch jetzt verschiedene Geheimnisse, und ihr sollt raten, ob es gute oder schlechte sind!"

❐ Ihr malt ein Bild für Papa. Es soll ein Weihnachtsgeschenk werden, und ihr erzählt niemandem davon.

❐ Ein Kind nimmt dir dein Lieblingsspielzeug weg und sagt, daß du nichts sagen darfst, sonst kriegst du Schläge. Du bist sehr traurig und fürchtest dich.

❐ Deine Freundin vergißt beim Spielen, aufs Klo zu gehen und macht in die Hose. Es ist ihr sehr peinlich, und sie bittet dich, den anderen Kindern nichts davon zu erzählen.

❐ Ihr sitzt zusammen und überlegt, was ihr eurer Erzieherin zur Hochzeit schenken wollt. Sie kommt dazu und fragt:
"Was flüstert ihr denn da?"
und ihr sagt: "Das ist ein Geheimnis!"

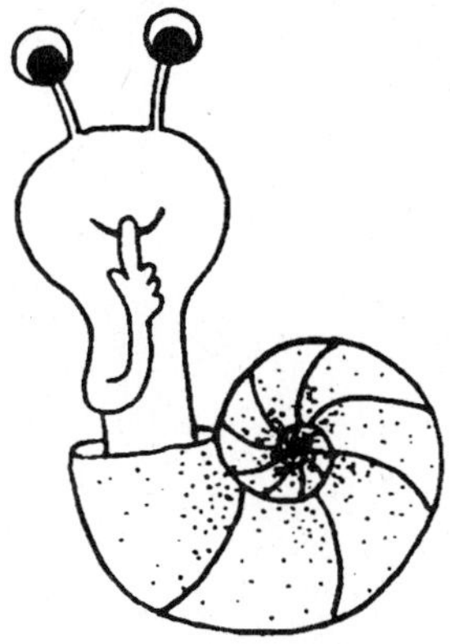

❐ Aus Versehen fällt dir ein Teller runter und geht kaputt. Ein anderes Kind hat es gesehen und sagt: "Du mußt mir jeden Tag einen Lutscher mitbringen. Wenn nicht, sag' ich, daß du den Teller kaputt gemacht hast!"

❐ Ein Erwachsener, den du gut kennst, will dich küssen und streicheln, obwohl du es nicht willst. Er sagt, du darfst niemandem davon erzählen, es sei ein Geheimnis, aber du hast Angst, daß er das nochmal macht.

❐ Mama ist einige Tage verreist. Papa und du, ihr macht die ganze Wohnung blitzsauber und stellt Blumen hin. Papa meint, du sollst Mama nichts davon am Telefon sagen, damit sie überrascht wird, wenn sie wiederkommt. Ihr freut euch beide schon auf Mamas Gesicht, wenn sie sieht, was ihr geschafft habt.

Ein geheimnisvoller Tag

Marion und Susanne dürfen heute allein in die Stadt gehen. Sie wollen für Mama ein Geburtstagsgeschenk kaufen. Dafür haben sie ihr Taschengeld gespart. Bevor sie losgehen, sagt Marion: "Du Susanne, ich nehme einfach noch eine Mark aus Papas Portemonnaie, dann haben wir mehr Geld! Aber du darfst nichts erzählen, es ist ein Geheimnis!"

Susanne möchte nicht heimlich aus Papas Portemonnaie Geld nehmen. Das wäre ja richtig geklaut. Marion sieht es ein, und sie gehen los. Was sollen sie Mama bloß kaufen? Viel Geld haben sie ja nicht. Marion hat eine Idee. Mama fährt immer mit dem Fahrrad zur Arbeit, und manchmal geht was kaputt an ihrem Rad. Und einmal, als sie dann das Fahrrad repariert hat, hat sie gesagt: "Menschenskind, ich bräuchte unbedingt einen kleinen Schraubenzieher." Also gehen Marion und Susanne in ein Fahrradgeschäft und kaufen einen kleinen Schraubenzieher. Sie versprechen sich gegenseitig, Mama nichts davon zu erzählen. Bis zum Geburtstag bleibt der Schraubenzieher ihr Geheimnis.
Weil sie sich so freuen über das tolle Geschenk, hüpfen sie im Geschäft zur Tür. Susanne stößt mit dem Fuß gegen eine Fahrradtasche, die an der Tür steht, und die Tasche fällt um. Die Mädchen schauen sich an, sie haben ein ganz schlechtes Gewissen. Sollen sie dem Verkäufer etwas sagen oder lieber nicht?

Marion und Susanne sind mutige Mädchen. Sie holen tief Luft und erzählen dem Verkäufer von der Tasche. Er lächelt und sagt: "Prima, daß ihr mir gleich davon erzählt habt. Sonst wäre die Tasche sicher schmutzig geworden, oder jemand wäre darüber gefallen." Puh, nochmal gut gegangen. "Der Verkäufer war wirklich nett", denken Marion und Susanne. Die Mädchen laufen schnell nach Hause, weil sie für Mama noch ein Bild zum Geburtstag malen wollen. Zu Hause angekommen, ist niemand da, nur Onkel Egon, der Bruder von Papa. Er erzählt, daß Papa noch schnell einkaufen gegangen ist, aber bald zurückkommt. Susanne und Marion mögen Onkel Egon nicht so gern. Er will sie immer küssen und sagt dann: "Das ist unser kleines Geheimnis, ihr beiden Hübschen." Aber die Mädchen wollen nicht, daß Onkel Egon sie küßt. Und ein Geheimnis wollen sie auch nicht mit ihm haben. Sie sind richtig unglücklich wegen Onkel Egon.
Susanne und Marion wollen das jetzt ändern. Sie machen auf dem Absatz kehrt und gehen Papa entgegen, der vom Supermarkt kommt. Sie erzählen ihm von der Küsserei und Onkel Egons Geheimnis. Papa sagt: "Na, das werde ich Onkel Egon aber abgewöhnen. Gut, daß ihr mir davon erzählt habt. Es war ganz falsch von Onkel Egon, ein Geheimnis zu verlangen, das euch unglücklich macht!"
Sie gehen zusammen nach Hause, und Papa schickt Onkel Egon weg. Richtig erleichtert laufen Susanne und Marion in ihr Zimmer, um für Mama ein schönes Bild zu malen. "Aber nichts erzählen von dem Bild", sagt Marion. "Das ist nämlich jetzt ein Geburtstags-Geheimnis."
Für einen Tag haben die beiden sehr viele Geheimnisse erlebt, findet ihr nicht auch?

(Gisela Braun)

Eine klitzekleine Geschichte

Ich habe ein kleines Geheimnis,
das ist gar nicht so klein.
Eigentlich ist es groß und schwer,
so schwer wie ein Stein.
Es liegt in meinem Bauch und drückt und zwickt,
ich kriege Bauchweh davon.
Gute Geheimnisse machen kein Bauchweh,
nur schlechte Geheimnisse.
Ich will kein Bauchweh,
und ich will kein schlechtes Geheimnis.
Ich erzähle jemandem davon,
dann geht das Bauchweh weg.
Wenn Du ein Bauchweh-Geheimnis hast,
wem erzählst Du davon?

(Gisela Braun)

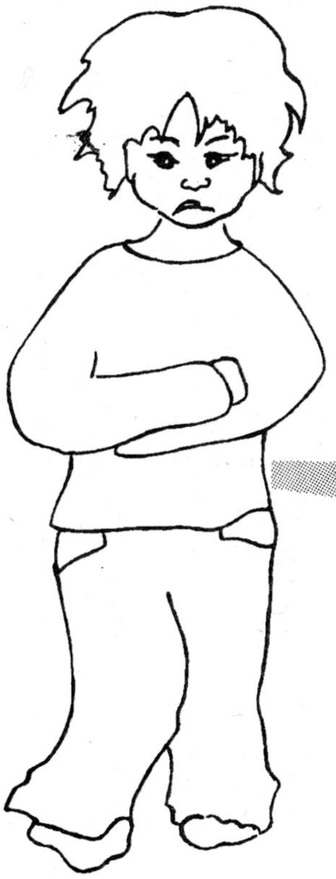

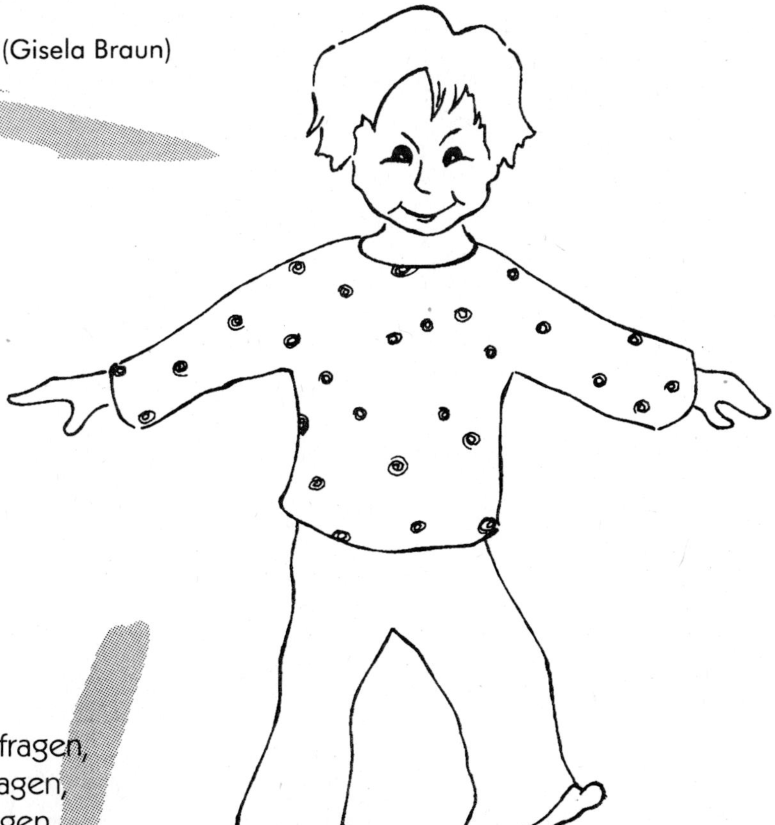

Zungenbrecher

Wenn Du sagst, ich soll nicht fragen,
soll mich nichts zu sagen wagen,
sagt mir mein Gefühl im Magen,
ich werd's trotzdem weitersagen.

(Gisela Braun)

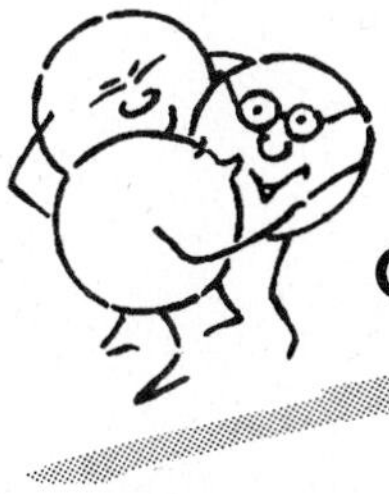

Kreisspiele

Große Leute - kleine Leute

Spielleiterin:
"Oft können große Leute mehr als kleine Leute wie ihr. Sie sind stärker und eben größer. Aber kleine Leute sind auch stark, wenn sie sich Hilfe suchen. Habt ihr Lust, das mal auszuprobieren?"

Jedes Kind der Gruppe versucht, etwas Schwieriges allein zu machen, z.B.

- ❐ ein großes Tuch falten
- ❐ die Leiterin über eine Linie schieben
- ❐ einen Tisch hochheben
- ❐ die Leiterin an der Hand in eine Ecke ziehen
- ❐ einen Korb mit zwei Griffen tragen
- ❐ der Leiterin ein Bauklötzchen abnehmen, das diese hinter dem Rücken versteckt
- ❐ balancieren

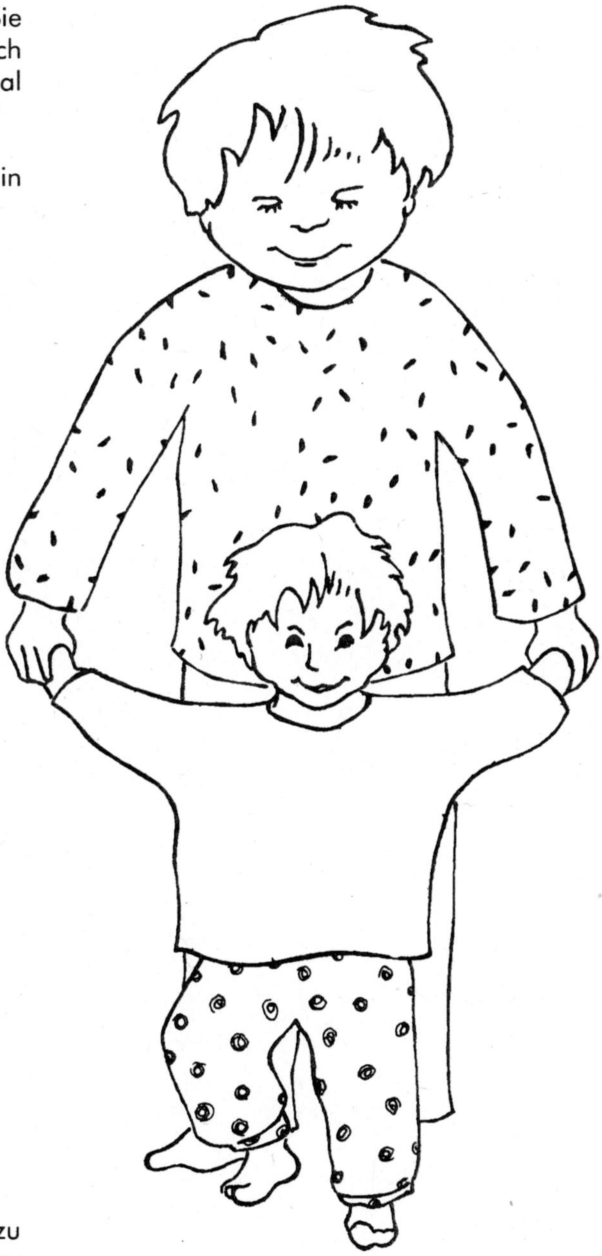

Wenn das Kind die Aufgabe nicht allein schafft, geht es zu einem anderen Kind seiner Wahl und sagt: "Ich möchte, daß du mir hilfst!" Zu zweit wird die Aufgabe meist zu lösen sein. Falls nicht, gehen beide Kinder zu einem dritten und sagen: "Wir möchten, daß du uns hilfst!"

Also:
Wenn man sich Hilfe holt, kann man viel erreichen!

Fangspiele

❒ Ein Kind darf nicht abgeschlagen werden, wenn es von einem anderen (oder mehreren) umarmt wird.

❒ Ein Kind, das abgeschlagen wurde, muß bewegungslos stehenbleiben, bis ein anderes Kind mit der gleichen Haarfarbe (oder einem anderen festgelegten Merkmal) ihm über den Kopf streicht und sagt: "Du bist frei!"

❒ Ein Kind wird bei Spielbeginn zum Abschlagen bestimmt, aber die anderen Kinder können es schützen, indem sie es in die Mitte nehmen.

❒ Jedes Kind bekommt zu Spielbeginn einen weichen Tennisball (oder einen anderen weichen Gegenstand). Der Fänger darf nicht abschlagen, wenn ein Kind zwei Bälle in der Hand hat. Ein anderes müßte also dem verfolgten Kind einen Ball abgeben, wobei es selbst wiederum gefährdet ist und Hilfe (das heißt zwei Tennisbälle) von den anderen benötigt.

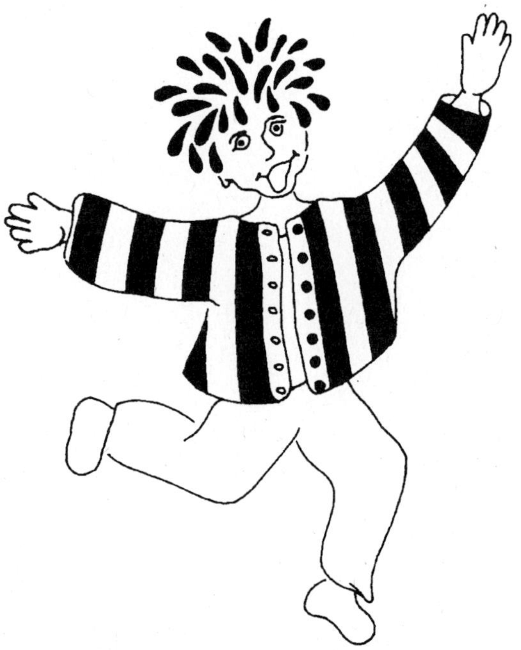

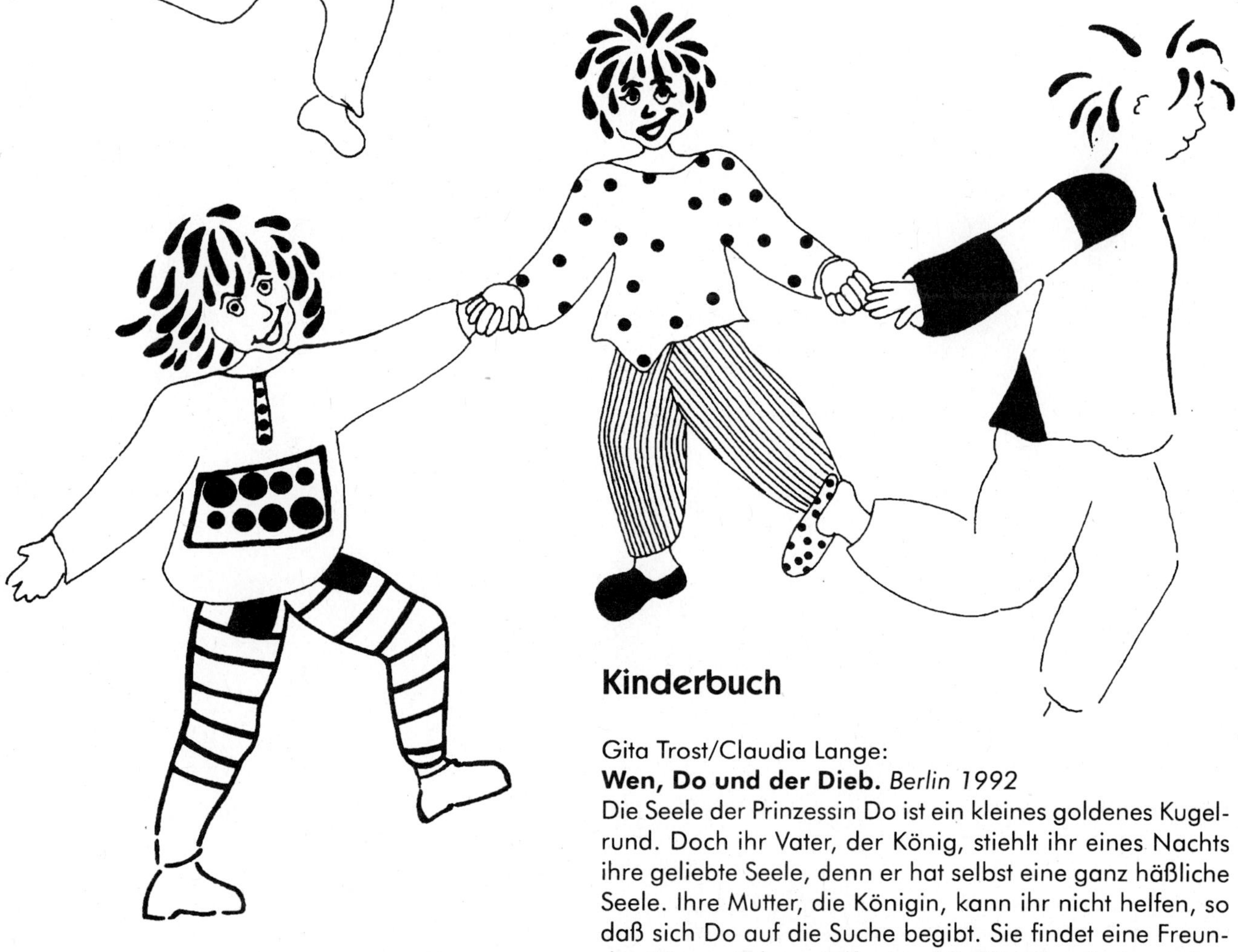

Kinderbuch

Gita Trost/Claudia Lange:
Wen, Do und der Dieb. *Berlin 1992*
Die Seele der Prinzessin Do ist ein kleines goldenes Kugelrund. Doch ihr Vater, der König, stiehlt ihr eines Nachts ihre geliebte Seele, denn er hat selbst eine ganz häßliche Seele. Ihre Mutter, die Königin, kann ihr nicht helfen, so daß sich Do auf die Suche begibt. Sie findet eine Freundin, Wen, mit deren Hilfe sie schließlich ihre Seele wiederfindet.
Dieses Märchen spricht das Erleben und die Gefühle bei einem sexuellen Mißbrauch zwar indirekt, nichtsdestoweniger aber sehr klar an. Die Reaktion der Umwelt wird nicht beschönigt, jedoch kommt es zu einem guten Ende durch die gegenseitige Unterstützung und Hilfestellung der beiden Mädchen untereinander. Übrigens: Wen Do bezeichnet - als Abkürzung von Women do - die Selbstverteidigung von Mädchen und Frauen.

Nein sagen

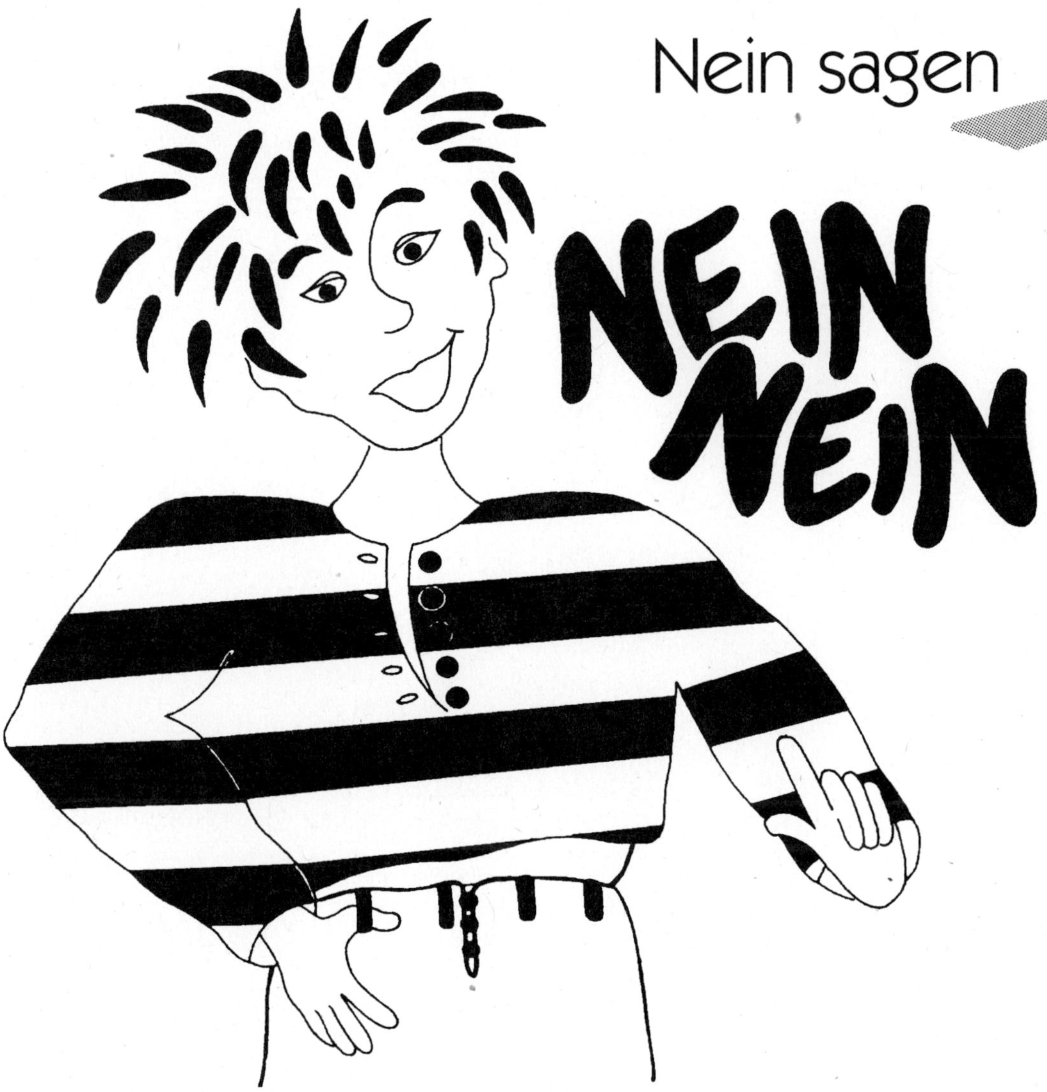

Kinder haben das Recht, Nein zu sagen, wenn ihnen etwas nicht gefällt, Nein in Situationen, in denen sie sich unwohl fühlen. **Nein sagen heißt nicht, "frech zu sein" oder "Widerworte zu geben", sondern selbstbewußt zu sein, die eigene Meinung zu vertreten, über sich und seinen Körper selbst zu bestimmen und sich durchzusetzen.** Das gilt vor allem für Berührungen, die ein Kind nicht mag, Berührungen, die komisch oder unangenehm sind oder sogar weh tun. Diese Berührungen darf man mit einem klaren **Nein** zurückweisen.

Die Ermutigung zum **Nein** sagen darf allerdings nicht verschweigen, daß auch ein noch so lautes Nein manchmal nichts nützt, weil der andere größer oder stärker ist, weil er nicht hören will oder einem Angst macht. Mädchen und Jungen dürfen niemals das Gefühl bekommen, es sei ihre Schuld, daß sie sich nicht wehren konnten. Es ist die Verantwortung der Erwachsenen, das Nein eines Kindes zu respektieren. Das gilt auch für ein leises oder gar ein stummes **Nein**.

● Mit einem **Körperschema** lernen die Kinder ihren Körper ein bißchen besser kennen.
Die Zeichnungen auf den folgenden Arbeitsblättern können, kopiert und nach Wunsch vergrößert, als Vorlage zum Ausmalen benutzt werden. Im Gespräch werden Bezeichnungen für alle Körperteile gesucht, natürlich auch für die Geschlechtsorgane. Die Spielleiterin bespricht mit den Kindern, wo sie wann berührt werden, die Haare beim Kämmen oder beim Frisör, die Hände beim Waschen, Scheide und Penis beim Pipimachen oder wenn man sich streichelt usw.

Variationen

❒ Lebensgroße Vorlagen können Kinder herstellen, indem sie sich auf Packpapier oder Tapetenstücke legen, die Körperumrisse mit einem Wachsmalstift umfahren und das Ganze anschließend ausschneiden. Jedes Kind kann seine eigene Figur ausmalen, indem es sich im Spiegel betrachtet und feststellt: Welche Farben haben meine Haare, meine Augen? Welche Form der Mund, die Nase usw.

Das Gespräch über Berührungen bezieht sich dann auf das persönliche Abbild und damit auf das Kind selbst. Also: Wie ist das bei dir?

❒ Die Zeichnungen können zerschnitten und als Puzzlespiel wieder zusammengesetzt werden.

● Ein sehr schönes Kinderbuch zur Sexualerziehung, in dem sich eine ähnliche Spielanregung findet, ist:

Fagerström, Grete/Hansson, Gunilla:
Peter, Ida und Minimum
Familie Lindström bekommt ein Baby
Ravensburg 1979
Dieses Buch ist zugelassen für den Unterricht der 3. Jahrgangsstufe in den Grundschulen des Landes Bremen. Es ist aber schon ab dem 5. Lebensjahr einsetzbar und begleitet die Kinder über viele Jahre.

Eine ganze Kiste von Anregungen für die Sexualerziehung in der Grundschule bietet:
Sanders, Pete / Swinden, Liz:
Lieben, Lernen, Lachen
Mülheim an der Ruhr 1992

● In der **"Erzählrunde"** haben die Kinder Gelegenheit, für sich Unterscheidungen zwischen angenehmen und unangenehmen Berührungen zu finden, während sie beim Kreisspiel **"Die Burg"** selbst spüren, was ihnen angenehm und unangenehm ist und gleichzeitig das **Nein** üben, wenn ihnen eine Berührung nicht gefällt, bzw. wenn sie überhaupt nicht berührt werden wollen.

Dieses Spiel kann auch Grundlage zu einem Gespräch sein:

❒ Welche Berührungen waren unangenehm, welche angenehm?
❒ Kennt ihr noch andere Berührungen, die angenehm oder unangenehm sind?
❒ Was macht ihr bei unangenehmen Berührungen?
❒ Du darfst Nein sagen und unangenehme Berührungen ablehnen.
❒ Du kannst jemand davon erzählen, der dir hilft gegen solche Berührungen u.ä.

● Auch in andere Spiele kann man "Nein sagen" integrieren, wenn man statt der herkömmlichen Abzählreime zu Spielbeginn einmal andere ausprobiert. Sicher haben Grundschulkinder auch genug Ideen, um selbst Abzählverse zu erfinden.

● Kinder erleben häufig, daß sie von Erwachsenen umarmt oder geküßt werden, obwohl sie es nicht wollen. Sie machen die Erfahrung, daß Abwehr nicht respektiert wird. So können sie nicht lernen, sich gegen sexuelle Übergriffe zu wehren.

Das Gedicht **"Tante Kathrein"** bietet einen guten Gesprächsanlaß, um über Berührungen zu sprechen, die von bekannten und vertrauten Personen kommen.
Nach der dritten Strophe kann man innehalten, um mit den Kindern über ihre Erfahrungen zu sprechen. Sie wissen bestimmt von ähnlichen Situationen zu erzählen, wie sie in dem Gedicht angesprochen sind. Nun kann besprochen werden, was die Kinder tun können, wenn sie solche Berührungen nicht mögen.

Die Erzieherin/Lehrerin sollte ihnen sagen, daß es ihr gutes Recht ist, Berührungen zurückzuweisen, auch wenn diese von einer Person kommen, die sie eigentlich gern haben, auch wenn sie die Berührungen zu einem anderen Zeitpunkt mögen. Oft werden Zärtlichkeiten von Erwachsenen mit materiellen Zuwendungen verknüpft. Die Kinder kommen dann in einen Konflikt, weil sie das Geschenk wollen, aber nicht die Zärtlichkeit. Es ist wichtig für sie zu wissen, daß sie ruhig das Geschenk wollen und annehmen dürfen, ohne dafür "bezahlen" zu müssen.
Die letzte Strophe des Gedichts bietet den Kindern nun Handlungsmöglichkeiten an und macht ihnen Mut, sich zu wehren.

● Manche Kinder sagen zwar **Nein**, wenn ihnen etwas nicht gefällt, aber sie sagen es schüchtern, zögernd und leise und ... werden nicht ernst genommen. Kommt dagegen das **Nein laut, deutlich und selbstbewußt**, können die Kinder ihre Interessen und vor allem ihr Recht auf sexuelle Selbstbestimmung besser durchsetzen.

Die Spielleiterin kann dies den Kindern vorspielen:
"Ich zeige euch jetzt zwei Arten, **Nein** zu sagen. Ihr sollt mir sagen, welches **Nein** besser ist. Mit welchem **Nein** könnt ihr euch besser durchsetzen?"

1. Sie sagt leise und zurückhaltend Nein, guckt dabei zur Seite, duckt sich ein bißchen.
2. Sie ruft laut und deutlich Nein, richtet sich dabei auf und hebt den Kopf.

Die Kinder merken, daß das zweite **Nein** viel mehr Wirkung hat. Die Gruppe kann es selbst ausprobieren, indem sie einige Male leise und laut Nein sagt.

Die **Geschichte vom "großen und kleinen Nein"** verdeutlicht das Ganze noch einmal, und im Rollenspiel wird das laute **Nein** geübt.

● So ein lautes **Nein** ist zwar ganz prima, aber es gibt auch andere Möglichkeiten - außer mit der Stimme - Nein zu sagen. Um verschiedene Ausdrucksformen auszuprobieren und aufmerksamer für die leisen Neins anderer zu werden, spielen die Kinder eine Pantomime:

❒ **Ich sage Nein mit dem Gesicht.**
❒ **Ich sage Nein mit meinem Körper.**
❒ **Ich sage Nein mit meinen Händen.**
❒ **Ich sage Nein mit meinen Füßen.**
usw.

Wenn von den unterschiedlichen Darstellungen Polaroid-Fotos gemacht werden, können sich die Mädchen und Jungen selbst in ihrer Wirkung überprüfen. Aber Vorsicht: Fotos dürfen nur mit ausdrücklicher Zustimmung der Kinder gemacht werden. Eine Ablehnung muß sofort und ohne Nachfrage akzeptiert werden.

Kinderbücher

(Stand 1992/1993)

Einige Kinderbücher behandeln Situationen, in denen Kinder es schaffen, **Nein** zu sagen zu Berührungen, die sie nicht möchten.

Marion Mebes / Lydia Sandrockh:
Kein Küßchen auf Kommando. *Berlin 1988*
Ein kleines Malbuch über angenehme und unangenehme Küsse, die angenehme, aber auch unangenehme Gefühle machen. Bei unangenehmen oder komischen Gefühlen dürfen Kinder **Nein** sagen. Sie haben ein Recht dazu. Dieses Recht wird ihnen sehr einprägsam vermittelt. Sie werden bestärkt, sich anzuvertrauen und Hilfe zu holen. Das Buch kann zum Vorlesen, Selbstlesen und als Malbuch verwendet werden. Die Zeichnungen und Textpassagen lassen sich gut durchpausen, so daß man mit Arbeitsblättern die Thematik auch Schritt für Schritt erarbeiten kann. Das Buch ist schon für kleine Kinder im Kindergartenalter geeignet.

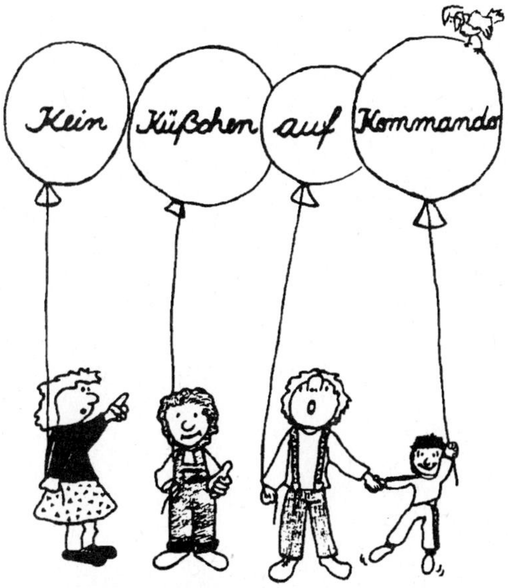

Weitere Einsatzmöglichkeiten:

● Einzelne Seiten vergrößern und ausmalen lassen.

● Fallen den Kindern noch mehr Arten von Küssen ein? Welche sind angenehm und welche sind unangenehm? Können sie diese Küsse malen?

● Zum Thema Küsse eine Collage machen: Welche Küsse mag ich, welche nicht?

● Die Figuren aus dem Bilderbuch durchpausen und ausschneiden.

● Aus den ausgeschnittenen Figuren Tonpapierfiguren herstellen und mit diesen die verschiedenen Küsse nachspielen. Vor allem das Nein-sagen sollte öfter in verschiedenen Variationen nachgespielt werden.

● Die Kinder dürfen sich die Lippen mit Lippenstift anmalen und einen Kuß auf Papier drücken. Die Kußmünder werden, mit Namen versehen, aufgehängt oder als Brief verschickt.

● Die Abbildung mit der abwehrenden Nein-Hand oder der eigenen Hand kann ausgeschnitten und für jedes Kind auf ein Stück Pappe geklebt werden, so daß die Kinder dieses Schild zeigen können, um in einer entsprechenden Situation im Schulalltag eine Ablehnung zu verdeutlichen. Mit einer Sicherheitsnadel versehen, wird es zu einem Anstecker.

● Die Kinder versuchen, mit Orff-Instrumenten Küsse klanglich darzustellen, z. B. ein sanfter, harmonischer Klang für schöne Küsse, ein disharmonischer Klang für unangenehme Küsse. Und wie muß das **Nein** klingen? Natürlich laut und klar.

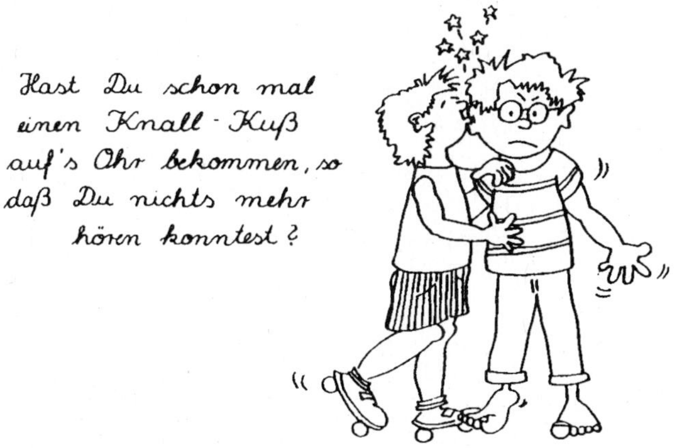

Zu jedem Buch gibt es einen Button, wahlweise mit dem Aufdruck:
1. Kein Küßchen auf Kommando
2. Für einen Kuß gibt es niemals ein Muß
Diese schlagwortartigen Sätze können sich Kinder sehr gut einprägen und bei passender Gelegenheit, statt mühsamer Erklärungen, als Argumentationshilfe benutzen.

Also: Für einen Kuß gibt es zwar kein Muß, aber "Kein Küßchen auf Kommando" ist ein Muß für jede Präventionsarbeit.
Zu bestellen bei:
Donna Vita Fachhandel
Marion Mebes
Ruhnmark 11
24975 Maasbüll
Tel.: 04634/1717
Fax: 04634/1702

Marion Mebes / Lydia Sandrockh:
Kein Anfassen auf Kommando. *Berlin 1990*
Ähnlich wie in "Kein Küßchen auf Kommando" geht es in diesem Buch um angenehme und unangenehme Gefühle, die durch Anfassen entstehen. Beide Bücher gibt es als Malbuch oder als Bilderbuch.

Gisela Braun / Dorothee Wolters:
Das große und das kleine Nein.
Verlag an der Ruhr, Mülheim 1991, 9,80 DM
Die auf Seite 46 abgedruckte Geschichte ist auch als farbiges Bilderbuch erhältlich. Einliegend in dem Büchlein ist ein Faltblatt für Erwachsene, die auf einige Grundlagen der Prävention angesprochen werden. Zudem findet man hier Anregungen für den Einsatz des Kinderbuches.

Björn Graf von Rosen:

Das Märchen von der ungehorsamen Adeli-Sofi und ihre furchtbare Begegnung mit dem Wassermann.

Zürich 1987, 29,80 DM

Adeli-Sofi geht trotz des Verbotes der Mutter an den Strand spielen. Dort zieht der grauslige Wassermann sie auf den Meeresgrund. Er will sie "verwöhnen", wenn sie "ein bißchen nett" zu ihm ist. Aber Adeli-Sofi wird wütend, wehrt sich und schafft es, sich zu befreien.

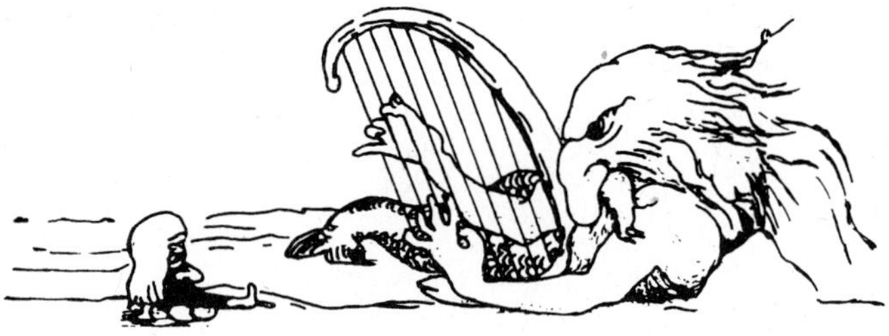

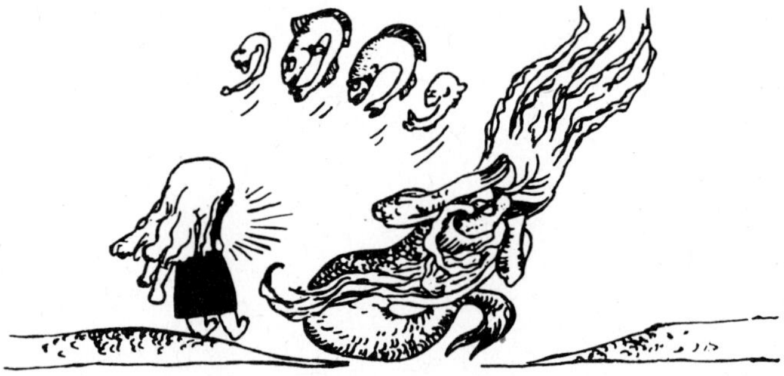

Dieses Kinderbuch hat Vergangenheit. Es wurde 1944 erstmalig verlegt und sofort von den Nazis als "entartete Kunst" verboten.

Das Bilderbuch wirkt etwas altmodisch in Text und Bild und scheint auf den ersten Blick, vor allem durch die Figur des Wassermanns, erschreckend. Wenn man genauer hinschaut, ist jedoch die altmodische märchenhafte Aufmachung von Vorteil für Kinder. Nicht nackte Realität tritt ihnen gegenüber, die sie vielleicht erstmal verleugnen müssen, sondern ferne Märchenfiguren, denen man sich angstfrei, allenfalls mit wohligem Grusel, nähern kann. Und Adeli-Sofi ist wahrhaftig kein verängstigtes Mädchen. "Da sprach sie endlich - doch das Wort war: 'Nein'!" Sie wehrt sich energisch und setzt sich durch.

Der Text ist in Reimform geschrieben, so daß neben jedem Bild ein kleines Gedicht steht.

Eine gute Möglichkeit, die Kinder mit dem Buch und seinen Inhalten bekannt zu machen, ist die Darstellung jedes Bildes über das Epidiaskop und die begleitende Erarbeitung des dazugehörenden Gedichtes.

Die Geschichte wird noch spannender und einprägsamer, wenn die Kinder an verschiedenen Stellen überlegen und raten, was jetzt wohl weiter geschieht. Einige Beispiele:

- Adeli-Sofi soll nicht allein zum Strand gehen. Wird sie sich daran halten? Was würdet ihr an ihrer Stelle tun?
- Sie geht nun doch allein zum Strand. Was passiert jetzt wohl?
- Sie wird vom Wassermann entführt. Was könnte der vorhaben?
- Der Wassermann macht Musik für Adeli-Sofi. Gefällt ihr das? Warum nicht? Was will sie wirklich?
- Er will, daß sie nett zu ihm ist. Wird sie das tun? Ist sie gern beim Wassermann? Fühlt sie sich gut oder schlecht? Wie glaubt ihr, wird sie reagieren? Was würdet ihr tun?
- Adeli-Sofi schreit ganz laut Nein. Glaubt ihr, daß sie sich damit durchsetzen kann?
- Adeli-Sofi geht nach Hause. Was wird Mutter sagen, daß Adeli-Sofi nicht auf sie gehört hat? Soll sie ihrer Mutter überhaupt vom Wassermann erzählen?
- Adeli-Sofi hat sich gegen den Wassermann gewehrt, sie hat ihrer Mutter davon erzählt, und sie ist nicht bestraft worden. Wie fühlt sie sich jetzt?

Oralee Wachter

Heimlich ist mir unheimlich.

Berlin 1991, 16,80 DM

"Es sollte nicht sein - und trotzdem geschieht es: Jemand, den du gut kennst, oder jemand, den du magst, oder jemand aus deiner eigenen Familie faßt dich an, und es ist dir nicht angenehm. Es ist nicht so schön wie Kuscheln und Händehalten, es tut nicht gut wie Schmusen. Du fühlst dich nicht geborgen. Es ist anders, als wenn einer, den du lieb hast, den Arm um dich legt.

Wenn irgendwer dich auf eine Weise berührt, die dir unangenehm ist, dann beunruhigt dich das vielleicht. Es kann sein, daß du dich überwältigt und dazu gezwungen fühlst. Vielleicht verlangt er das Versprechen von dir, niemandem etwas davon zu erzählen und die Berührungen als ein "Geheimnis" für dich zu behalten. Diese Geschichten zeigen dir, wie du auf dich achtgeben kannst, wenn jemand dir oder einem deiner Freunde zu nahe tritt."

So beginnt Oralee Wachter ihre vier Geschichten von Kindern, die sich gegen Übergriffe zur Wehr setzen. Gemeinsam ist allen Kindern, daß sie von ihren Problemen erzählen und Hilfe erhalten.

Während in den ersten noch keine sexuelle Motivation erkennbar ist, wird dies in der zweiten und dritten deutlicher. Und die vierte berichtet ganz konkret von sexuellem Mißbrauch eines Stiefvaters an der Stieftochter.

Die Geschichten sind für Kinder im Grundschulalter gedacht. Die ersten beiden ähneln den anderen hier vorgestellten Geschichten, in denen allgemein auf das Recht der körperlichen Selbstbestimmung eingegangen wird. Die dritte und vierte Geschichte sollte eher mit etwas älteren Kindern bearbeitet werden, die schon Informationen zum sexuellen Mißbrauch haben und auf das Thema vorbereitet sind. Wichtig ist, daß sie immer Teil einer umfassenden Einheit sind und intensiv nachbesprochen werden. Kinder, die solche Situationen kennen, werden vielleicht sehr betroffen auf die Erzählungen reagieren, eventuell ihr Geheimnis lüften. Lehrerin oder Lehrer müssen also vertraut sein mit möglichen Reaktionsformen und Interventionen, um dem Kind konkret Hilfe leisten zu können.

Dieses wichtige Buch ist dank der Initiative von Donna Vita 1991 wieder aufgelegt worden und ist nun zu beziehen über:

Donna Vita Fachhandel — Marion Mebes
Ruhnmark 11, 24975 Maasbüll
Tel.: 04634/1717, Fax: 04634/1702

Körperschema

Wie nennst Du die einzelnen Körperteile?

- Von wem wird man wo berührt?
- Gibt es angenehme und unangenehme oder komische Berührungen?
- Wo sind sie angenehm/unangenehm/komisch?
- Gibt es Unterschiede, wenn uns verschiedene Personen berühren?
- Was kann ich tun, wenn eine Berührung unangenehm oder komisch ist?
- Von wem möchtest Du wie und wann berührt werden?
- Von wem nicht?

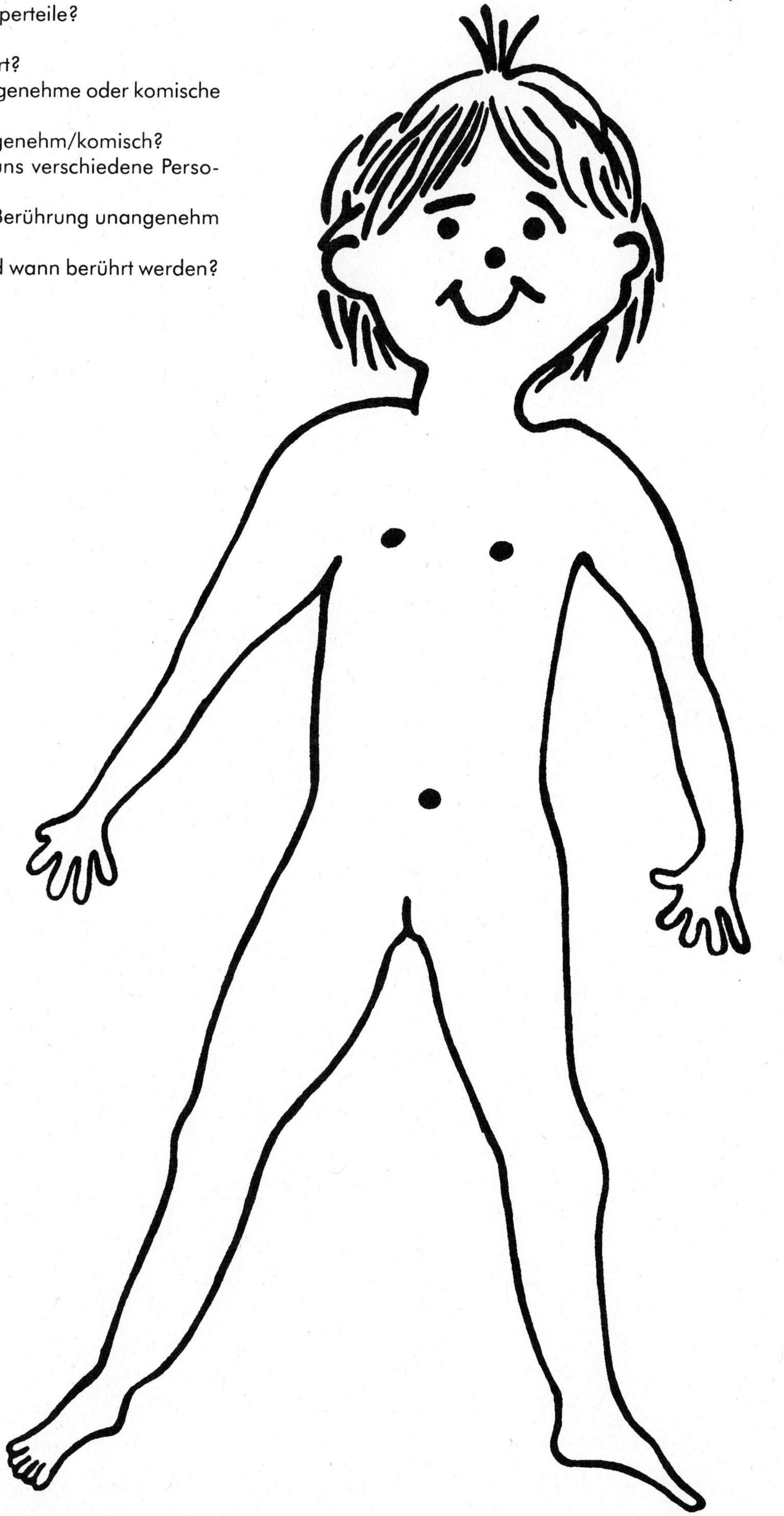

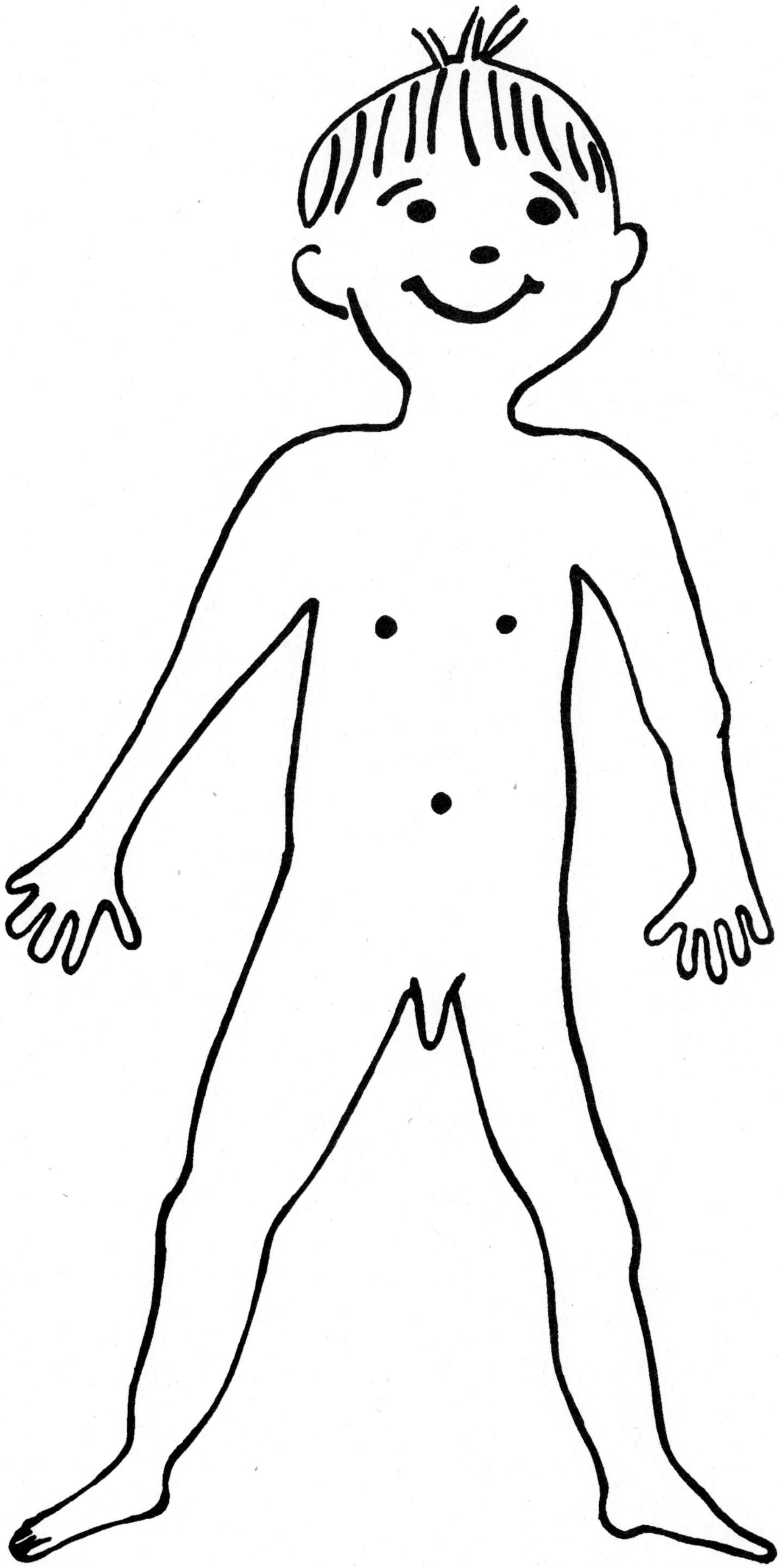

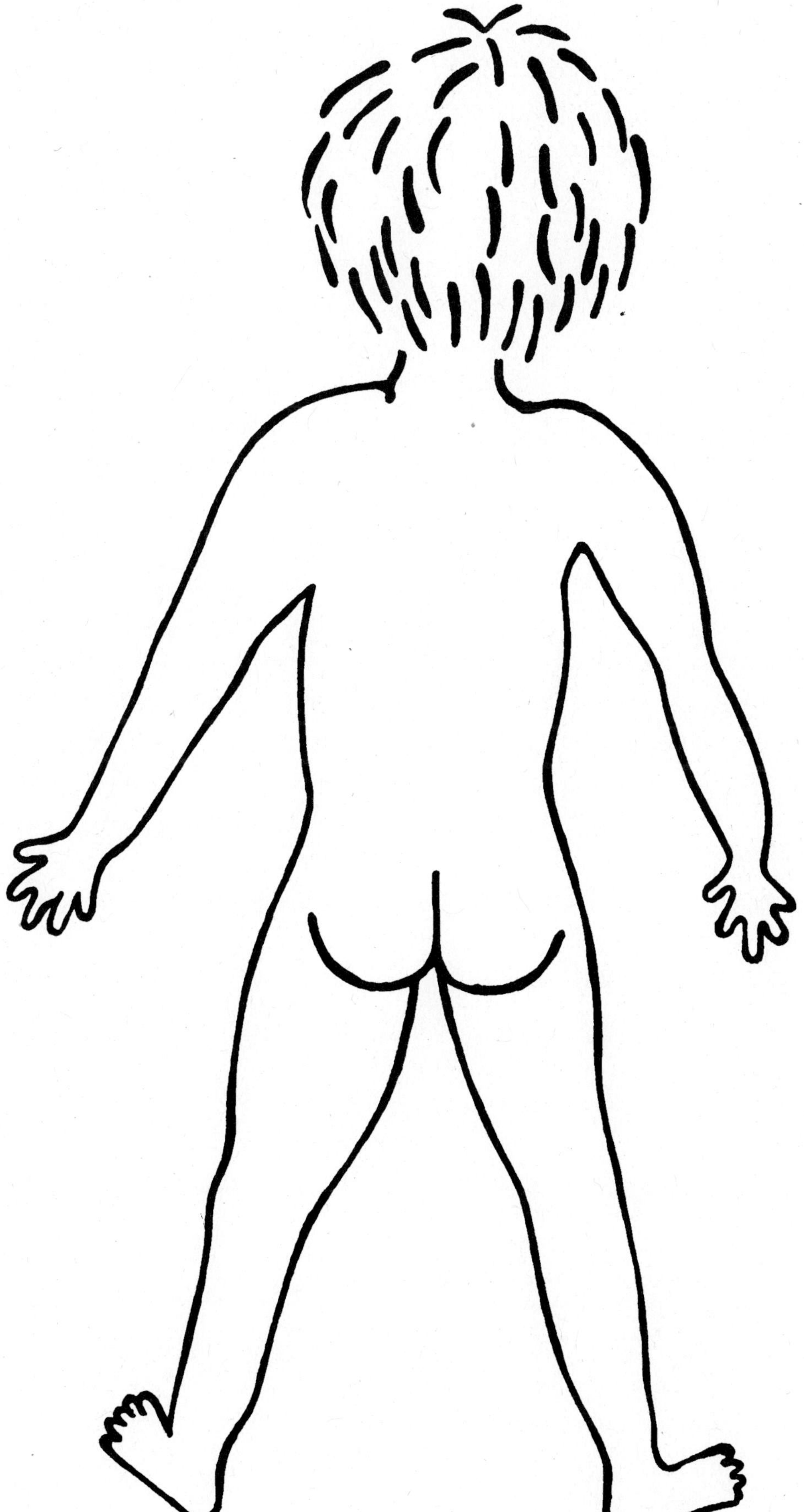

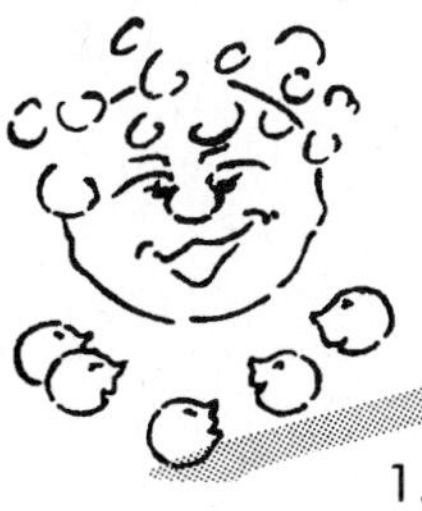

Erzählrunde

"Ich sag' NEIN"

1. Die Kinder sitzen im Kreis. Heute geht es um angenehme und unangenehme Berührungen. Die Kinder überlegen: **Was ist angenehm/unangenehm?**

- ❐ gezwickt werden
- ❐ im Arm gehalten werden
- ❐ eine Ohrfeige bekommen
- ❐ geküßt werden
- ❐ gestreichelt werden
- ❐ einen Klaps auf den Po bekommen
- ❐ festgehalten werden, obwohl ich weg will
- ❐ gekitzelt werden
- ❐ auf die Schulter geklopft bekommen
- ❐ auf den Schoß genommen werden
- ❐ hochgehoben werden

Die Kinder überlegen weiter: Ist die Berührung immer angenehm bzw. unangenehm? Ist sie manchmal dazwischen (komisch)? Bei welchen Personen ist die gleiche Berührung angenehm/unangenehm?

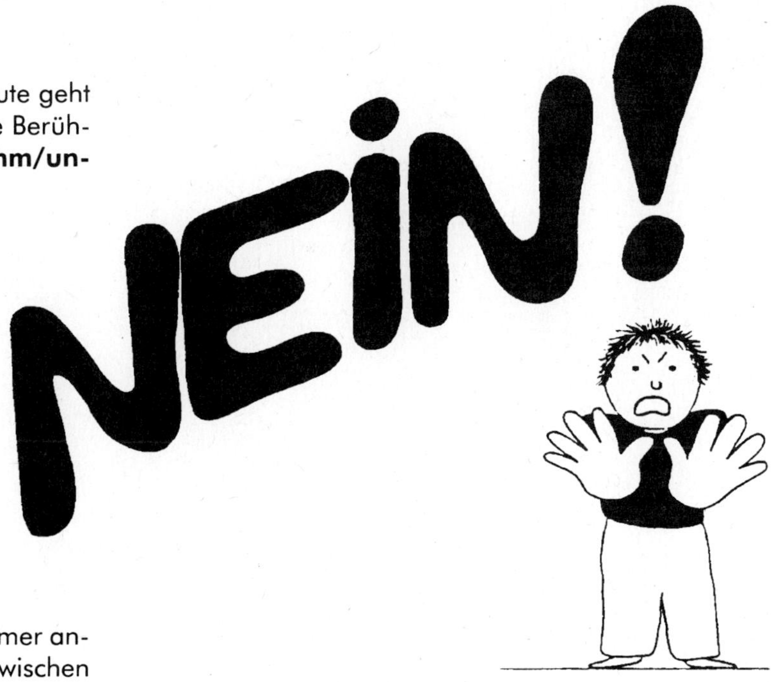

2. Was tun wir, wenn eine Berührung unangenehm ist?
Wir dürfen NEIN sagen. Die Kinder können es ausprobieren und zwar ganz laut.

Kreisspiel

Die Burg

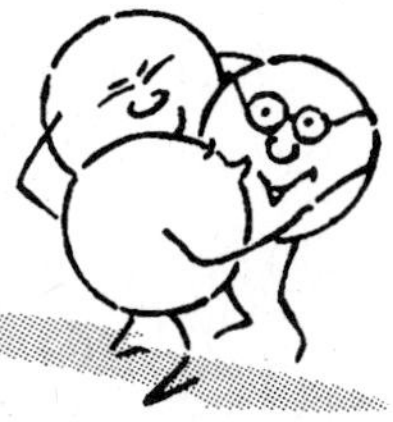

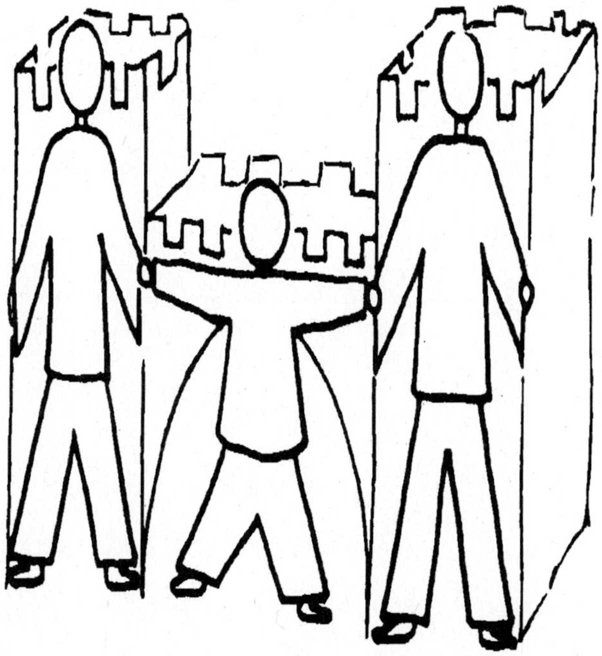

Eine kleinere Kindergruppe spielt Burg. (Die Kinder fassen sich an den Händen und bilden einen Kreis.) Zwei oder drei andere Kinder wollen in die Burg (den Kreis) eingelassen werden. Es gibt aber einen Zauber-Türgriff. Der muß gesucht werden, indem die außenstehenden Kinder die im Kreis auf unterschiedliche Weise berühren (z.B. streicheln, zwicken, stupsen, küssen u.ä.). Ist die Berührung unangenehm oder möchte das Kind gar nicht berührt werden, sagt es:

**"Nein, nein, nein,
so laß ich dich nicht ein!"**
Der Kreis bleibt geschlossen.

War die Berührung angenehm, ist die Antwort:
**"Das war fein,
du darfst rein!"**
Der Kreis öffnet sich, und die beiden Kinder tauschen die Plätze und Aufgaben.

Abzählverse ...

Schirm, Stock, Hut,
ich hab Mut,
ich sag NEIN,
und du fällst rein.

Ene, mene, muh,
laß mich in Ruh',
faß mich nicht an,
denn jetzt bist du dran.

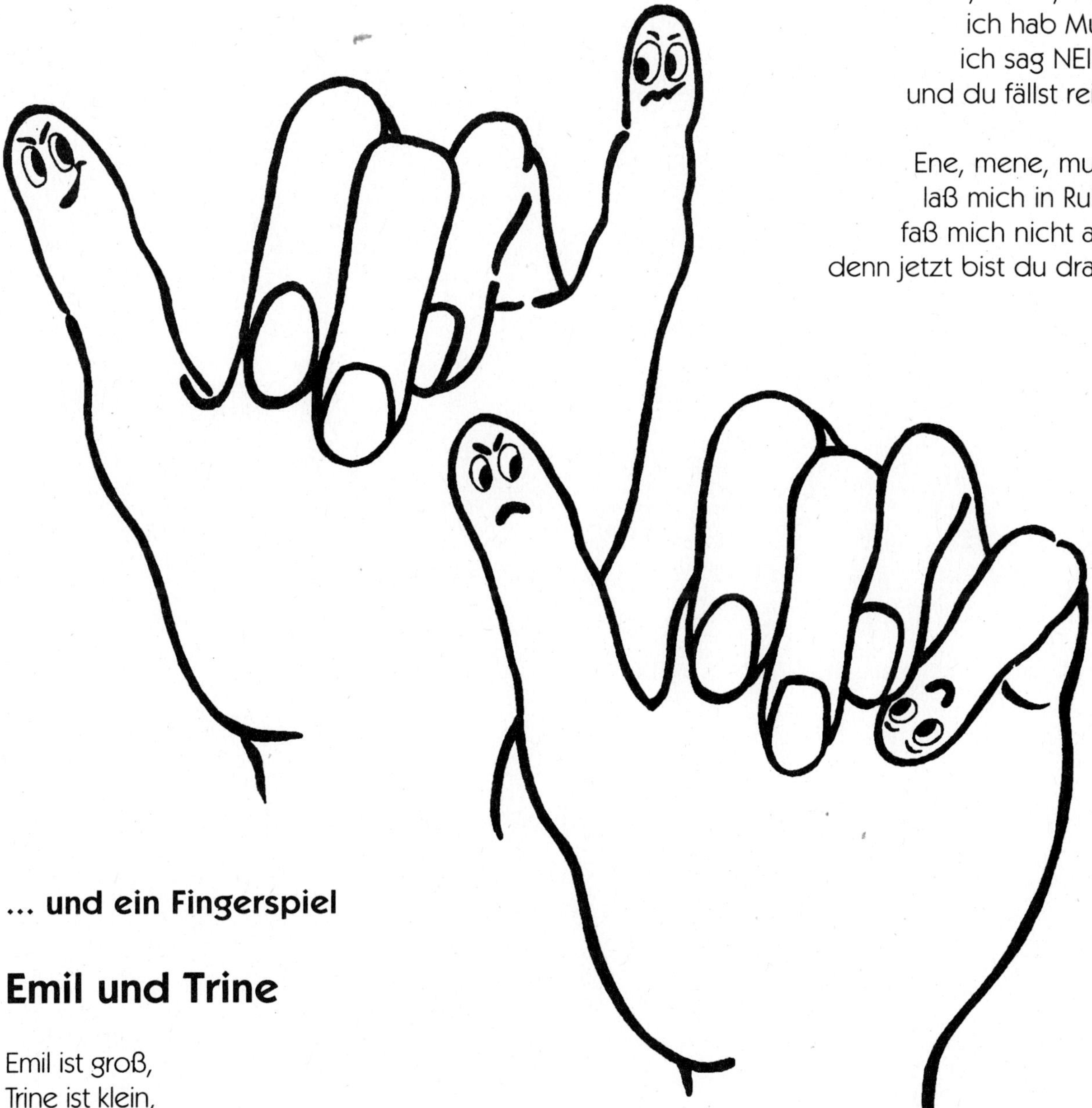

... und ein Fingerspiel

Emil und Trine

Emil ist groß,
Trine ist klein,
Emil will schubsen,
Trine sagt nein.
Trine holt Hilfe
bei den anderen drei'n,
Emil guckt dumm,
jetzt ist er allein.

Den Daumen hochhalten, den kleinen Finger hochhalten, der Daumen schubst den kleinen Finger, der wackelt hin und her, die mittleren drei Finger bedecken den kleinen Finger, den Daumen hochhalten und dann abknicken.

Eine Geschichte für Mädchen ...
Melanie und Tante Knuddel

Gisela Braun / Dorothee Wolters
Melanie und Tante Knuddel
18 S., vierf. Bilderbuch, 23,3 cm x 16,3 cm, 9,80 DM
Verlag an der Ruhr, Mülheim an der Ruhr 1994

Es ist wieder mal soweit: Tante Knuddel kommt auf Besuch. Eigentlich heißt Tante Knuddel Gertrud, also Tante Gertrud. Melanie nennt sie aber Tante Knuddel, weil sie immer knuddeln will. Auch heute.
Tante Knuddel kommt zur Tür herein, stürzt sich auf Papa, drückt ihn ganz fest, schmatzt ihm einen Kuß auf die Bakke und ruft: "Klaus-Dieter, laß dich mal knuddeln!" Papa sieht ganz steif aus und guckt, als hätte er Zitronensaft getrunken. Dasselbe dann bei Mama, drücken, schmatzen, knuddeln. Mama zieht die Nase in Falten und geht Kaffee kochen. Dann ist Melanie an der Reihe. Vor dem Drücken und Schmatzen hebt Tante Knuddel sie auch noch hoch, ruft Goldschatz und Püppchen und knuddelt was das Zeug hält. Melanie hat es gründlich satt. Erstens ist sie kein Püppchen, sondern ein großes Mädchen, und zweitens will sie nicht geknuddelt werden. Jedenfalls nicht von Tante Knuddel und nicht ,ohne gefragt zu werden. Sie läuft ins Kinderzimmer, holt die Puppe, die sie am wenigsten mag, drückt sie Tante Knuddel in die Hand und sagt: "Hier hast du ein Püppchen, das kannst du knuddeln, soviel du magst. Ich will nämlich nicht geknuddelt werden!" Tante Knuddel macht große Augen und reißt den Mund auf. Mama und Papa grinsen. Zuerst war Tante Knuddel eingeschnappt. Aber sie hat sich wieder beruhigt. Jedenfalls mit dem Knuddeln war Schluß.

(Gisela Braun)

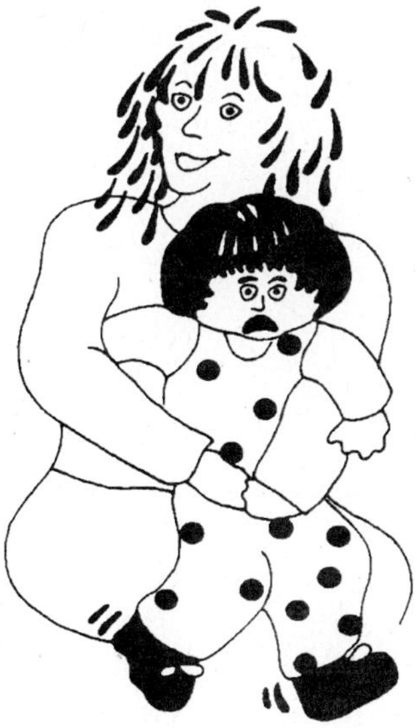

Tante Kathrein

Die Tante Kathrein
soll ich immer küssen,
daß Kinder sowas müssen,
find ich gemein.

Zu Onkel Hein
soll ich auf'n Schoß,
dazu bin ich zu groß,
deshalb sag ich Nein.

Hast Du auch so eine Tante
oder sonstige Verwandte,
die Dich nicht in Ruhe lassen,
immer drücken und anfassen?

Wenn mich wer anfaßt
und mir das nicht paßt,
sag ich laut und deutlich Nein,
ich will das nicht, drum laß es sein.

(Gisela Braun)

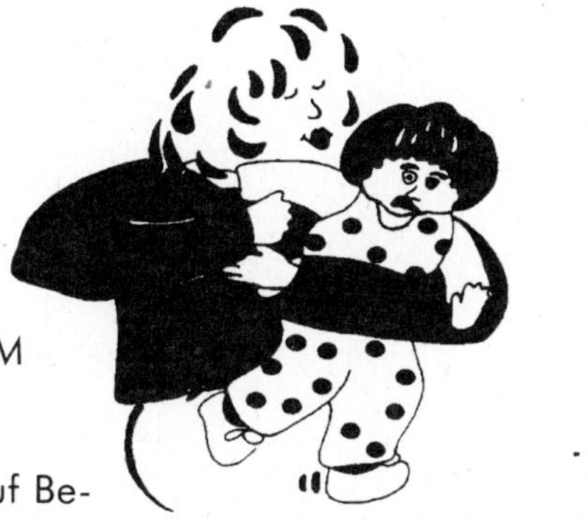

... und eine Geschichte für Jungen
Daniel und Onkel Sabbelschmatz

Also, ich bin Daniel. Ich bin schon sechs und gehe in die Schule. Nur heute nicht, weil Sonntag ist und Oma Geburtstag hat. Deshalb sitze ich unter dem Eßtisch in der Küche und probiere ein Stück von Omas Geburtstagskuchen. Sonst esse ich nie unter dem Tisch, nur jetzt, weil ich genau weiß, daß es gleich klingelt und Onkel Sabbelschmatz kommt. Eigentlich heißt Onkel Sabbelschmatz Helmut, also Onkel Helmut. Ich sag' nur Onkel Sabbelschmatz, weil er mir immer so einen dicken, nassen Schmatz-Kuß gibt. Das finde ich sowas von ätzend. Bäh! Aber Onkel Sabbelschmatz hat's im Rücken, und unter den Tisch kommt der nicht. Deshalb sitze ich hier.
Da, es klingelt, er steht in der Tür. Zuerst kriegt Mama einen Schmatz-Kuß. "Moni, du wirst aber auch immer jünger!" poltert Onkel Sabbelschmatz. Das ist schon mal gelogen, niemand wird immer jünger. Mama guckt genauso wie sie immer guckt, wenn sie zum Zahnarzt muß. Onkel Sabbelschmatz haut Papa auf die Schulter, daß es kracht und dröhnt: "Na, Klaus, alter Junge", aber bevor er Papa auch noch abschmatzen kann, hält der sich ein Tablett mit Kaffeetassen vor den Bauch und murmelt irgendwas von "Will mal eben den Tisch decken."

Au wei, jetzt hat er mich entdeckt: "Dani, was macht denn mein kleiner Racker unter dem Tisch?" Ich kann es nicht leiden, wenn mich einer Dani nennt, ich kann es erst recht nicht leiden, wenn einer "kleiner Racker" zu mir sagt, und Sabbelschmatz-Küsse hasse ich!
Es wird Zeit, daß ich das mal laut sage. So geht das nicht weiter. Also flitze ich unter dem Tisch raus, klettere in einem Affenzahn auf den Stuhl und stelle mich mitten auf den Tisch drauf. Da kommt Onkel Sabbelschmatz nämlich nicht ran.

Tief Luft geholt und los: "Ich kann es nicht leiden, wenn mich einer Dani nennt, ich kann es erst recht nicht leiden, wenn einer "kleiner Racker" zu mir sagt, und Sabbelschmatz-Küsse hasse ich. Damit ist Schluß!" Puh, das war gut. Papa grinst, und Mama hält den Daumen hoch, das heißt bei uns soviel wie "gut gemacht". Onkel Sabbelschmatz steht da mit offenem Mund. Mensch, guckt der aus der Wäsche.

Für heute gibt Onkel Sabbelschmatz Ruhe. Und wenn er nochmal mit Küssen kommt, flitze ich wieder auf den nächsten Tisch. Ganz bestimmt.

(Gisela Braun)

Das große und das kleine NEIN

Gisela Braun / Dorothee Wolters
Das große und das kleine NEIN
21 S., vierf. Bilderbuch, 23,3 cm x 16,3 cm, 9,80 DM
Verlag an der Ruhr, Mülheim an der Ruhr 1991

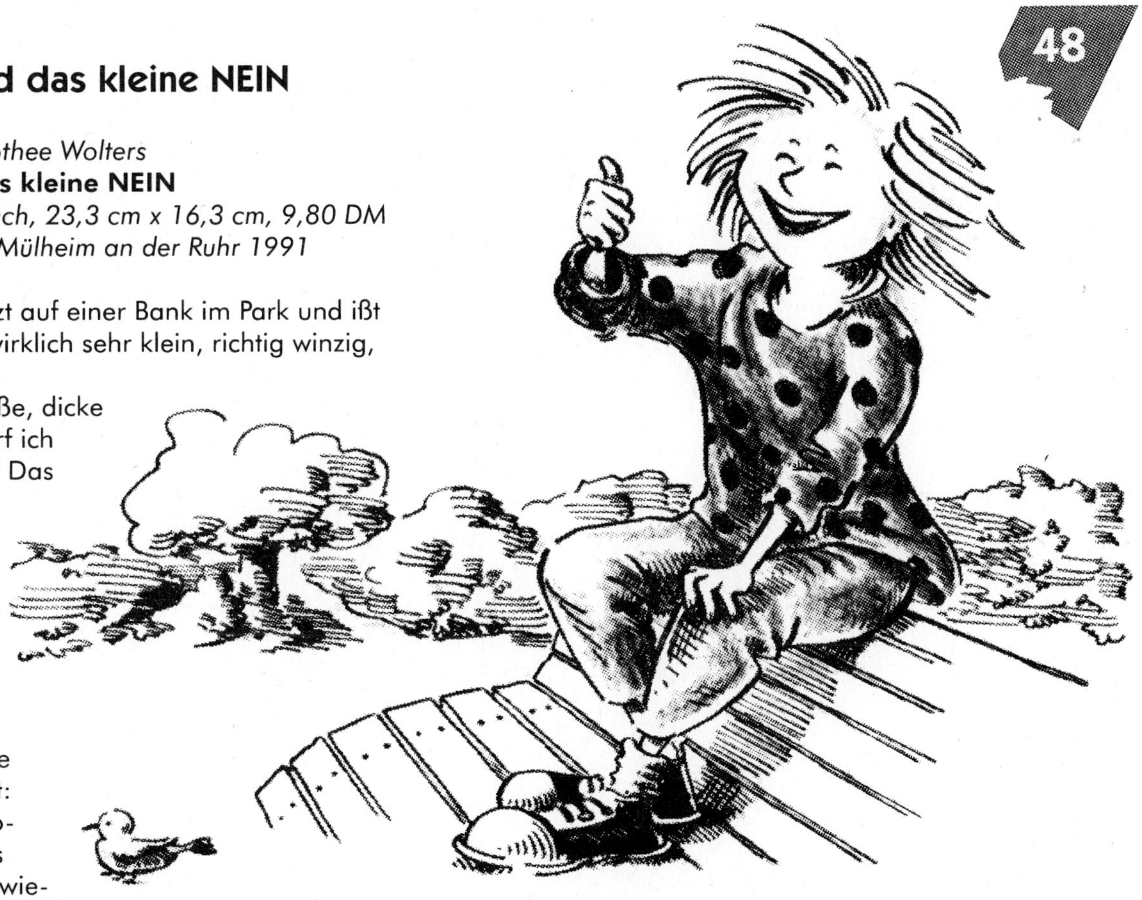

Das kleine NEIN sitzt auf einer Bank im Park und ißt Schokolade. Es ist wirklich sehr klein, richtig winzig, und ganz leise.
Da kommt eine große, dicke Frau und fragt: "Darf ich mich zu dir setzen?" Das kleine NEIN flüstert leise: "Nein, ich möchte lieber allein sein". Die große, dicke Frau hört gar nicht hin und setzt sich auf die Bank.
Da kommt ein Junge angerannt und fragt: "Darf ich deine Schokolade haben?" Das kleine NEIN flüstert wieder: "Nein, ich möchte sie gern selbst essen". Aber auch der Junge hört nicht, nimmt dem kleinen NEIN die Schokolade weg und beginnt, zu essen.
Da kommt ein Mann vorbei, den das kleine NEIN schon oft im Park gesehen hat, und sagt: "Hallo, Kleine. Du siehst aber nett aus, darf ich dir einen Kuß geben?" Das kleine NEIN flüstert zum dritten Mal: "Nein, ich will keinen Kuß." Aber auch der Mann scheint nicht zu verstehen, geht auf das kleine NEIN zu und macht schon einen Kußmund.
Nun verliert das kleine NEIN aber endgültig die Geduld. Es steht auf, reckt sich in die Höhe und schreit aus vollem Hals: "NEIIIN!" Und nochmal: "NEIN, NEIN, NEIN! Ich will allein auf meiner Bank sitzen, ich will meine Schokolade selbst essen, und ich will nicht geküßt werden. Laßt mich sofort in Ruhe!"
Die große, dicke Frau, der Junge und der Mann machen große Augen: "Warum hast du das nicht gleich gesagt?", und gehen weiter ihrer Wege.
Und wer sitzt jetzt auf der Bank? Nein, nicht ein kleines NEIN, sondern ein großes NEIN. Es ist groß, stark und laut, und es denkt: "So ist das also. Wenn man immer leise und schüchtern Nein sagt, hören die Leute nicht hin. Man muß schon laut und deutlich Nein sagen."
So ist aus dem kleinen NEIN ein großes NEIN geworden.
(Gisela Braun)

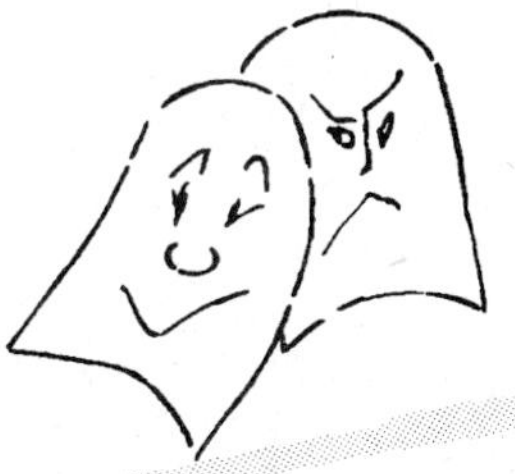

Rollenspiele

Die Kinder überlegen sich Situationen, in denen sie auch mal gern ganz laut NEIN gesagt hätten, sich aber nicht getraut haben. Diese Szenen spielen sie nun vor. Das NEIN darf ruhig geschrien werden.

Ein Spiel für jugendliche Mädchen:
Stück für Stück
Sicher, stark und selbstbewußt
Ein Spiel rund um die persönliche Sicherheit
In diesem Würfel-Puzzle-Spiel mit Frage- und Aktionskarten geht es darum, gemeinsam zu überlegen, was Mädchen in bestimmten Situationen für ihre Sicherheit tun können, indem sie entsprechende Fragen diskutieren, zum Beispiel:

- Was kannst Du tun, wenn Dich jemand komisch anfaßt?
- Was wäre, wenn Dich am Telefon jemand nach Deinem Namen und Deiner Adresse fragt?

Die Mädchen können mit den Aktionskarten sogar üben, sich zu wehren, zum Beispiel:

- Sag: Ich finde das nicht in Ordnung!
- Schrei: NEIN!

So stärken die Mädchen ihre Fähigkeit, Situationen einzuschätzen und sicher zu reagieren.
Das Spiel enthält jeweils ein Anleitungsheft für Spielleiterinnen und Spielerinnen und ist zum Preis von 23,50 DM zu beziehen über DONNA VITA.

Das Lied vom NEIN sagen

(nach der Melodie: "Der Cowboy Jim aus Texas")

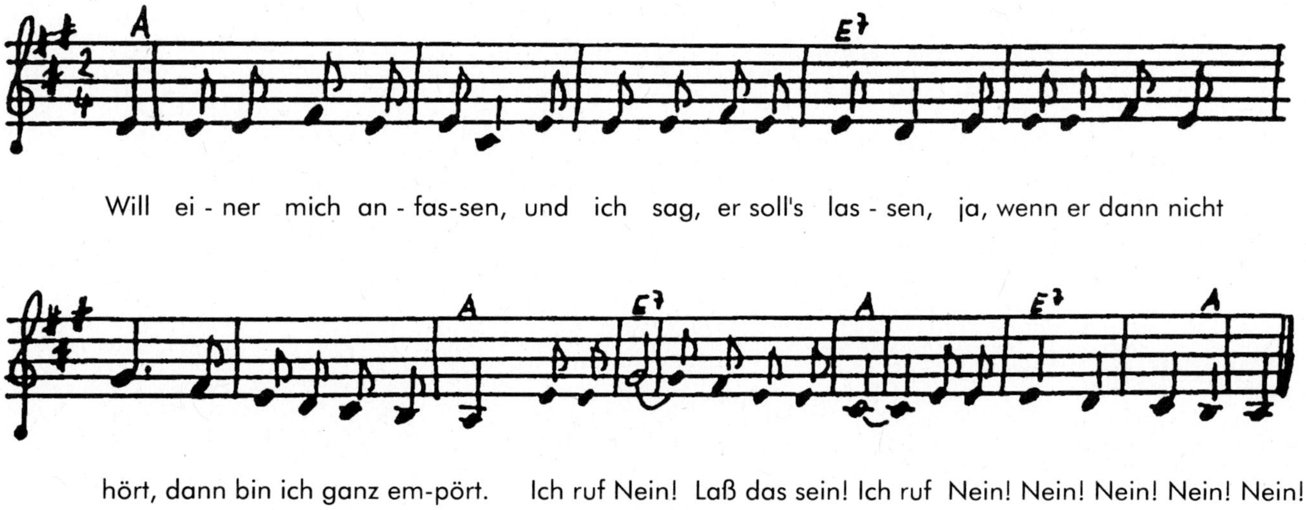

1) Will einer mich anfassen
und ich sag, er soll's lassen,
ja, wenn er dann nicht hört,
dann bin ich ganz empört.

Refrain:
Ich ruf NEIN! Laß das sein!
Ich ruf NEIN! NEIN! NEIN! NEIN!

2) Will einer mit mir schmusen
und ich kann's nicht verknusen,
dann behalt ich's nicht für mich
und schreie fürchterlich.

Refrain: Ich ruf ...

3) Will einer mich bestechen,
ich dürft nicht darüber sprechen,
dann bin ich nicht mehr heiter,
erzähl es trotzdem weiter.

Refrain: Ich ruf ...

4) Will einer mich mal küssen,
und ich will davon nichts wissen,
behalt ich's nicht für mich
und schreie fürchterlich.

Refrain: Ich ruf ...

Das werden wir ja sehn

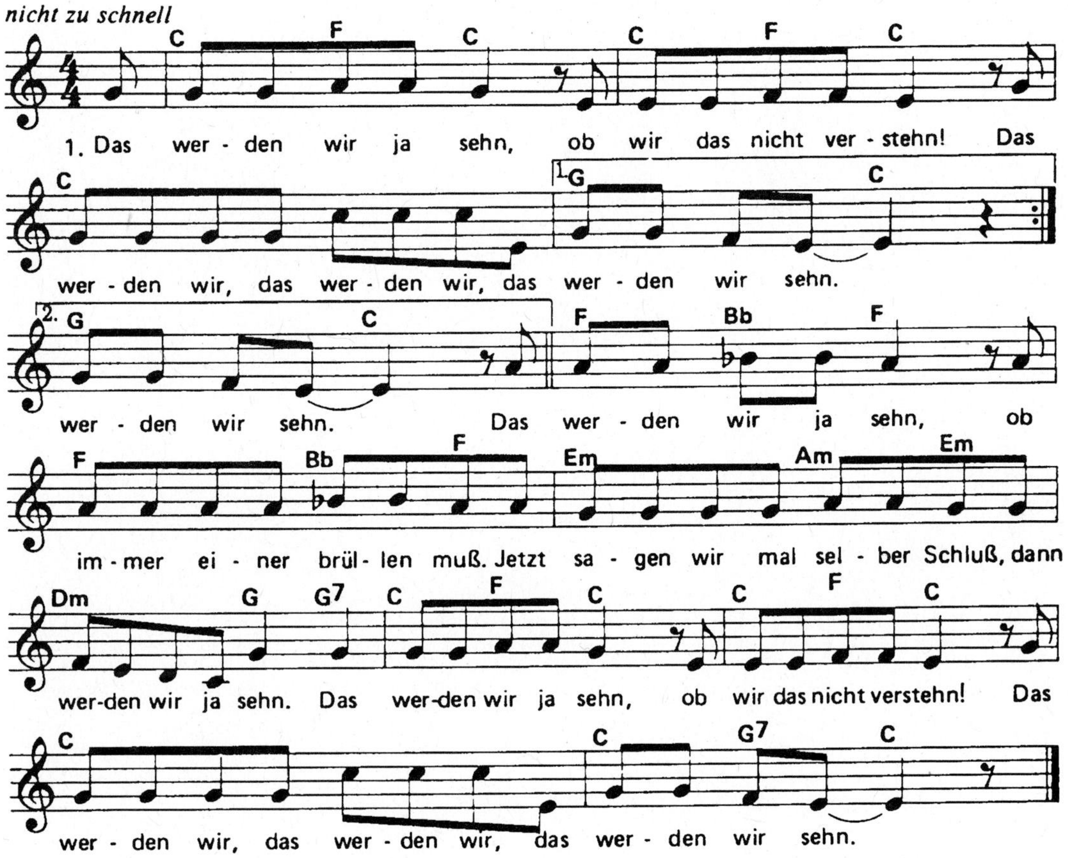

1. Das werden wir ja sehn,
ob wir das nicht verstehn!
Das werden wir, das werden wir,
das werden wir sehn, werden wir sehn.

Das werden wir ja sehn,
ob immer einer brüllen muß.
Jetzt sagen wir mal selber Schluß,
dann werden wir ja sehn.

Das werden wir ja sehn,
ob wir das nicht verstehn!
Das werden wir, das werden wir,
das werden wir sehn.

2. Das werden wir ja sehn,
ob wir das nicht verstehn!
Das werden wir, das werden wir,
das werden wir sehn.

Das werden wir ja sehn!
Wir hatten lang genug Geduld,
wer sich nicht wehrt, ist selber schuld.
Das werden wir ja sehn.

Das werden wir ja sehn,
ob wir das nicht verstehn!
Das werden wir, das werden wir,
das werden wir sehn.

Grips Theater Berlin (Hrsg.): Grips Liederbuch. Berlin o.J.

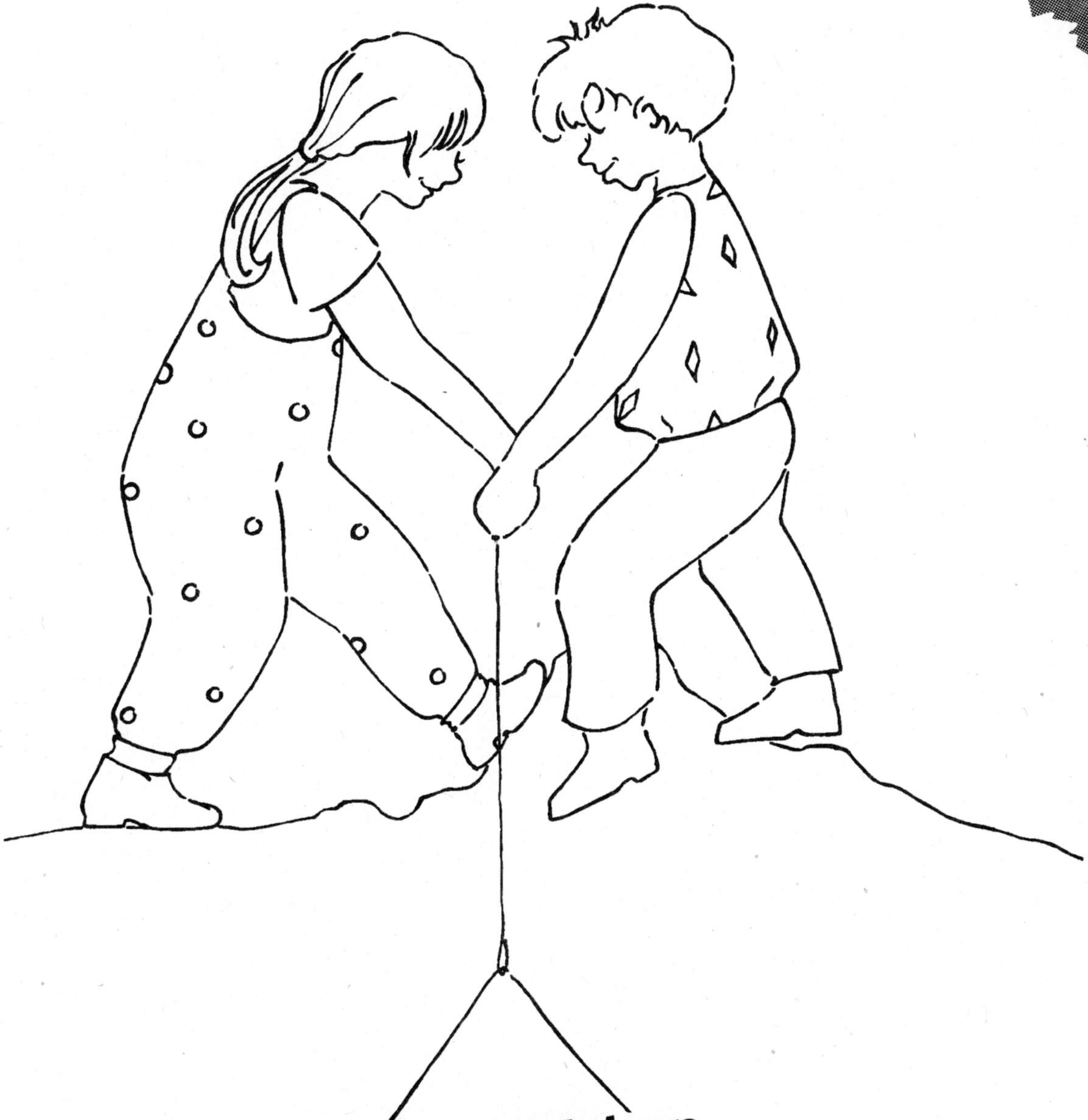

Starke Mädchen

Ein ganz entscheidender Bestandteil von Prävention ist eine Erziehung, die Mädchen und Jungen nicht in traditionelle Geschlechtsrollen preßt, die dagegen Mädchen unterstützt in ihrer Stärke, ihrem Eigenwillen, ihrem Selbstbewußtsein, und Jungen auch in ihrer Angst, ihrer Hilflosigkeit oder ihrer Sanftheit annimmt.

Die meisten Kinderbücher laufen diesem Ziel zuwider nach dem Motto: Jungen sind die Helden, Mädchen kommen vor. "Die Mädchen sind gemeinhin passiv, Anhängsel von Buben oder Erwachsenen, brav, ängstlich oder fürsorglich, sie spielen ruhig und diszipliniert, gehen spazieren. Die Jungen sind dagegen aktiv bis aggressiv, sie bestehen Abenteuer, sprühen geradezu vor Erfindungsgeist und Bewegungsfreude, spielen vielseitig und wild." (Stadt Karlsruhe, 1987, S. 9)

So werden in Kinderbüchern, mit denen Mädchen und Jungen aufwachsen, Haltungen und Verhaltensweisen propagiert, die zu einer größeren Gefährdung der Mädchen beitragen. Kinder brauchen andere Vorbilder in Büchern, starke, durchsetzungsfähige Mädchen und auch einmal sanfte, gefühlsbetonte Jungen.

Um Geschlechtsrollenklischees in Kinderbüchern einzuschränken, kann folgender Leitfaden Rat und Hinweis geben:

"Leitfaden: Was ist mädchenfreundlich?

Diese Fragen können bei der Beurteilung helfen:

❒ Wie viele Mädchen und Frauen, wie viele Jungen und Männer kommen vor? Wer in Hauptrollen, wer in Nebenrollen?

❒ Welche Eigenschaften hat wer? Wer handelt, wer ist passiv? Dürfen Mädchen auch phantasievoll und wild sein, Jungen ängstlich und fürsorglich?

❒ Welche Mimik und Gestik zeigen die abgebildeten Figuren?

❒ Was tun die Personen? Richtet sich ihr Handeln nach gängigen Klischees? Finden sich neue oder wenigstens realistische Lebensmuster?

❒ In welchen Berufen sind Frauen zu sehen?

❒ Wer erscheint als eigenständige Persönlichkeit, wer verdient, wer besitzt?

❒ Mit welchem Spielzeug werden Jungen und Mädchen dargestellt?

❒ Sind auch Mädchen und Frauen interessiert und kompetent?

❒ Welches Bild - positiv oder negativ - wird von den Müttern gezeichnet?

❒ Kurz: In welche Richtung begleitet das Buch das Kind?"

(Stadt Karlsruhe 1987, S. 19)

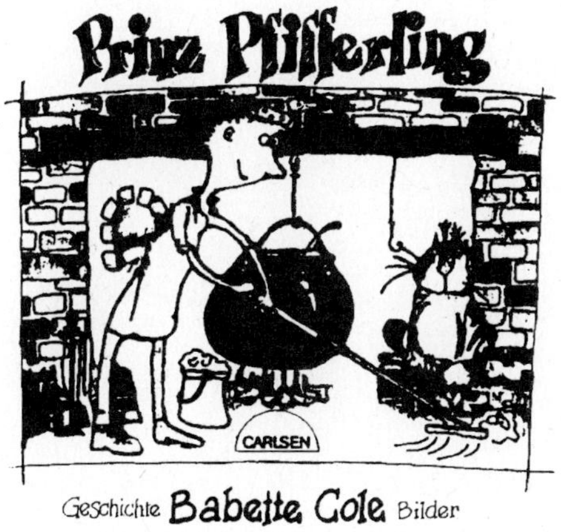

Weitere Hinweise auf antisexistische Kinderbücher finden Sie in:

Stadt Köln, Frauenamt, Markmannsgasse 7, 50667 Köln:
Lesen macht (zu) frech.
Bücher für Mädchen

Stadt Karlsruhe (Hrsg.):
Doppelt so mutig und halb so stark.
Ratgeberin für mädchenfreundliche Kinderbücher
Karlsruhe 1987

Astrid Matthiae:
Vom pfiffigen Peter und der faden Anna.
Zum kleinen Unterschied im Kinderbuch
Frankfurt 1986

Und einige Buchtips für Mädchen und Jungen ...

Cole, Babette:
Prinz Pfifferling
Reinbek 1988, 17,80 DM
Prinz Pfifferling ist kein prächtiger Prinz, er ist klein, mager und mickrig. Er hat drei große, haarige Brüder, für die er immer die Hausarbeit machen muß.

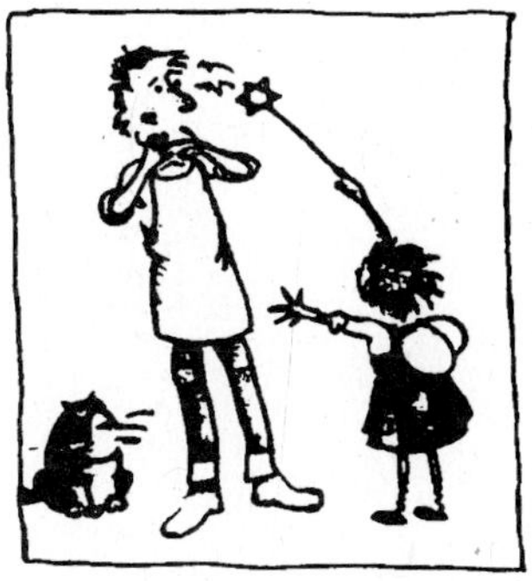

»Rattenzeh und Mäusespan, schon hast du einen Anzug an!«

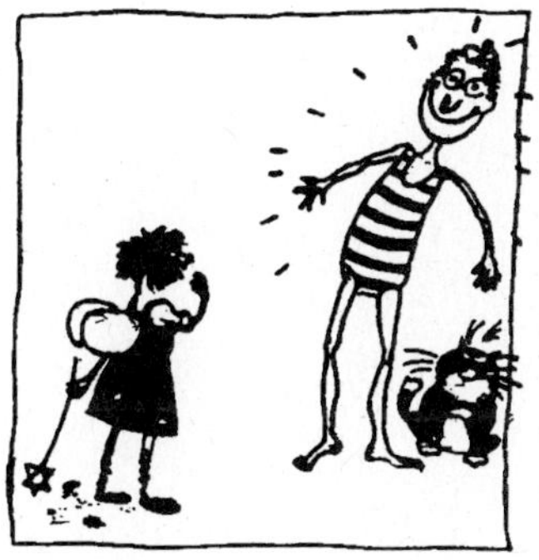

Verflixt, dachte die Fee. einen SCHWIMManzug hab ich nicht gemeint.

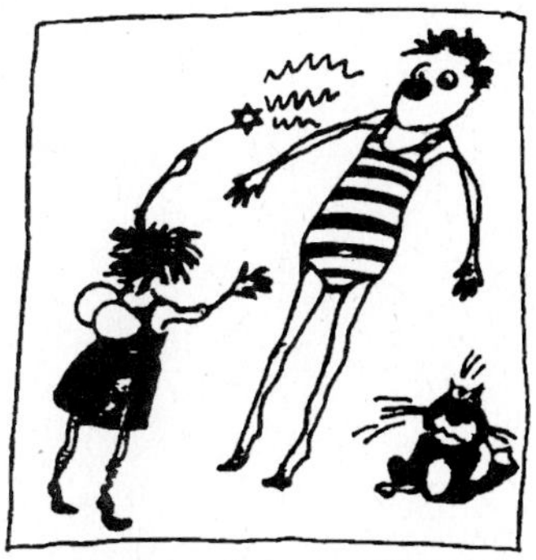

»Deinen größten Wunsch erfüll ich auch: du kriegst Muskeln, Haar und Bauch!«

Eine Fee will ihm helfen, so zu werden, wie die Brüder, denn das wünscht sich der Prinz sehr. Aber es geht etwas schief bei der Zauberei, und er wird ein riesiger Affe. Nach einigen widrigen Umständen wird Prinz Pfifferling aber doch noch glücklich mit einer Prinzessin, die ihn so mag wie er ist. Und die Brüder müssen jetzt mal zur Abwechslung die Hausarbeit machen.

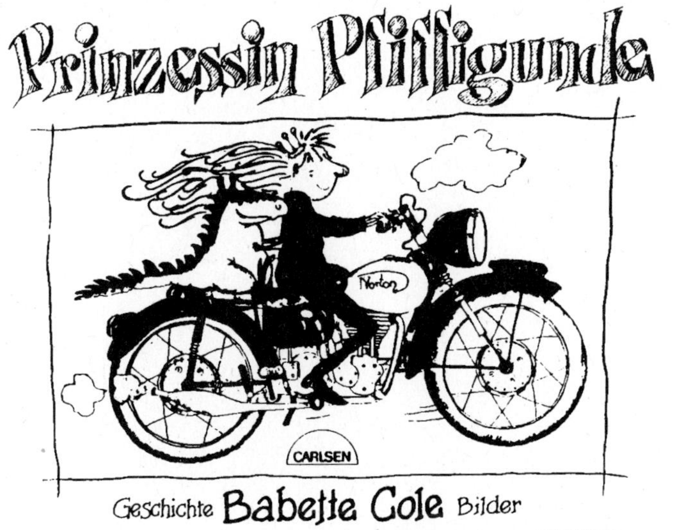

Cole, Babette:
Prinzessin Pfiffigunde
Reinbek 1987, 17,80 DM
Prinzessin Pfiffigunde, ein sehr selbstbewußtes Mädchen, soll heiraten. Da sie aber überhaupt keine Lust dazu hat, stellt sie den Bewerbern schwere Aufgaben. Prinz Nixwieweg, Prinz Muffensausen, Prinz Drückeberg und noch einige andere scheitern samt und sonders. Außer Prinz Prahlschnalle. Aber die Prinzessin hieße nicht Pfiffigunde, wenn sie mit dem nicht auch noch fertig würde.

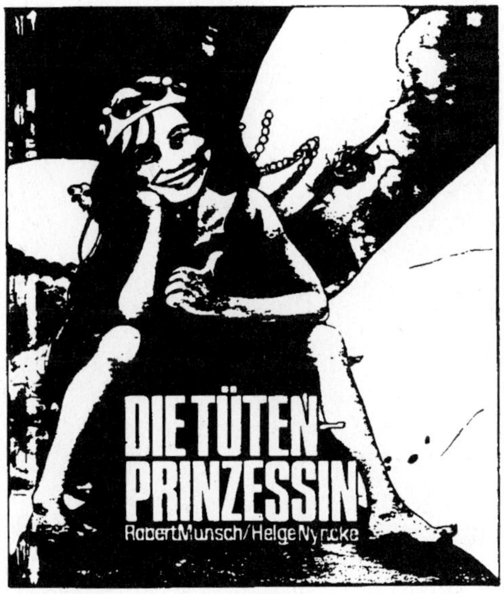

Munsch, Robert/Nyncke, Helge:
Die Tütenprinzessin
Oldenburg 1987, 19,80 DM
Elisabeth war eine entzückende Prinzessin, bis ... ja, bis ihr Schloß von einem furchtbaren Drachen zerstört und ihr künftiger Gemahl, Prinz Ronald, entführt wird. Durch Mut und Klugheit besiegt Elisabeth den angeberischen Drachen und befreit Ronald. Der weiß das kein bißchen zu schätzen, und Elisabeth reagiert entsprechend ...
Ein wunderschönes Buch über ein starkes Mädchen.

Sogleich kletterte Elisabeth schnurstracks über den Drachen und öffnete das Tor zu der Höhle. Da stand Prinz Ronald. Er musterte sie von oben bis unten und sagte: "Igittigitt, wie siehst du denn aus! Du stinkst nach Asche, dein Haar ist struppig, und dann trägst du eine dreckige alte Papiertüte. Komm wieder, wenn du wie eine richtige Prinzessin aussiehst."

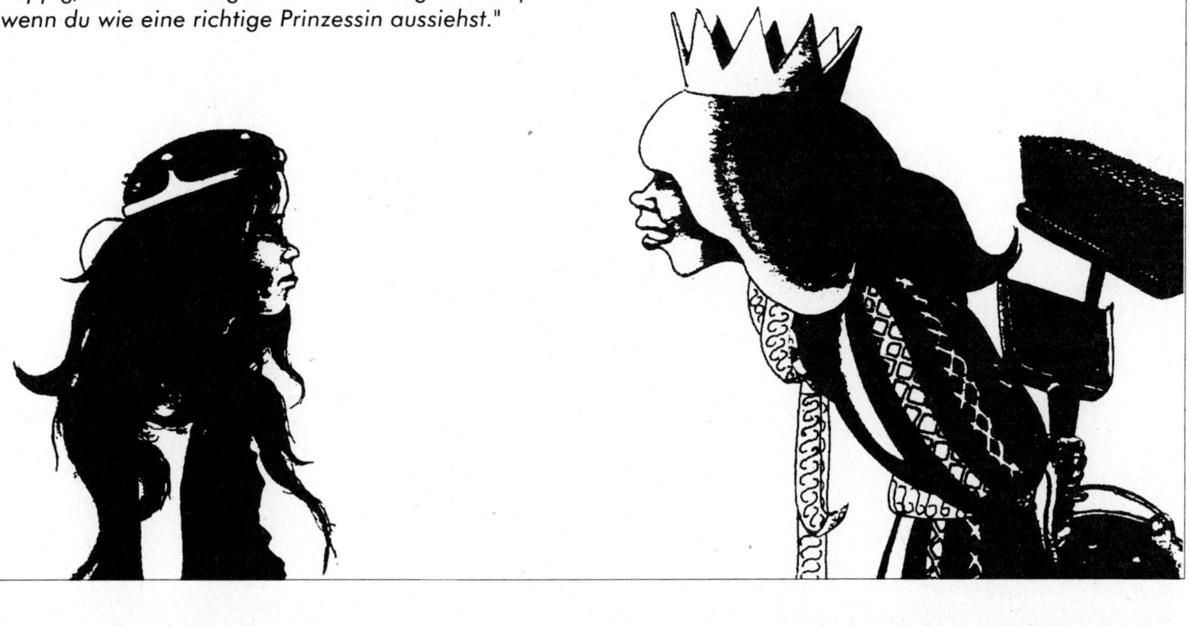

Johnston Phelps, Ethel (Hrsg.):
Kati Knack-die-Nuß und andere Geschichten von schlauen Mädchen
Berlin 1987, 14,80 DM

Johnston Phelps, Ethel (Hrsg.):
Die Riesin treibt Schabernack und noch mehr Geschichten von mutigen Mädchen
Berlin 1988, 14,80 DM
Märchen aus vielen Ländern wurden in diesen Büchern zusammengetragen, und das Besondere an ihnen ist, daß stets Mädchen die Hauptrolle spielen. Bauerntöchter, Prinzessinnen, Hirtenmädchen bestehen große Abenteuer, lösen schwierige Rätsel und retten sich und andere aus vertrackten Situationen. Königssöhne, Riesen und verschiedenste Ungetüme sehen erstaunt zu, wie Kati und andere schlaue Mädchen so manche Nuß zu knacken wissen.

Früh, Sigrid (Hrsg.):
Die Frau, die auszog, ihren Mann zu erlösen
- Europäische Frauenmärchen -
Frankfurt 1985, 8,80 DM
Ob es nun Rotkäppchen, Dornröschen oder Schneewittchen ist, fast alle Frauengestalten in den bekannten Märchen befinden sich hilflos, passiv und demütig in einer ausweglosen Situation, aus der sie erst ein tapferer Mann befreit. Gipfel allen Glücks ist dann die Erhebung in den Ehestand.
Sigrid Früh hat alte Märchen aus "aller Frauen Länder" gesammelt, in denen die Frauen stark und aktiv sind und setzt damit ein Gegengewicht zum Klischee der herkömmlichen Märchenfrau.

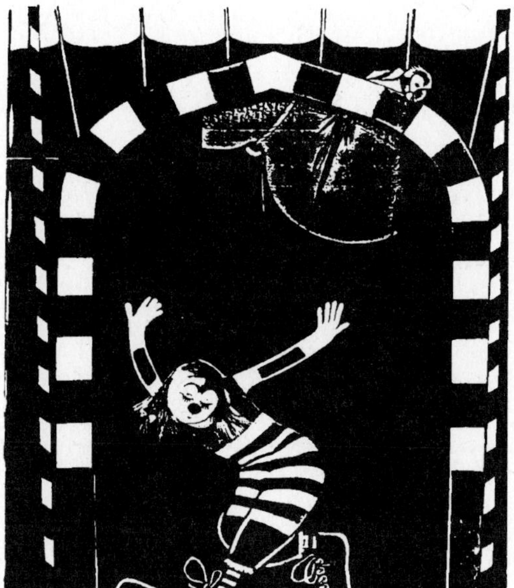

Preußler, Otfried/Lentz, Herbert:
Die dumme Augustine
Stuttgart 1972, 22,00 DM
Die dumme Augustine ist die Frau eines großen und erfolgreichen Zirkusclowns. Sie kümmert sich um den Haushalt. Aber als der Clown einmal krank wird, vertritt sie ihn in der Manege und hat großen Erfolg. Nun wollen sie zusammen die Hausarbeit machen und zusammen im Zirkus auftreten.

Martin Waddel/Patrick Benson:
Rosamund, die Starke
Oldenburg 1988
Rosamund ist anders als die meisten Prinzessinnen. Sie fürchtet sich vor nichts und niemandem und hat natürlich auch ihre eigenen Vorstellungen von dem Prinzen, den sie einmal heiraten soll. Und vor allem davon, wie sie ihn findet, zumal sie nicht der Typ ist, sich irgendeinen Hanswurst zu nehmen.

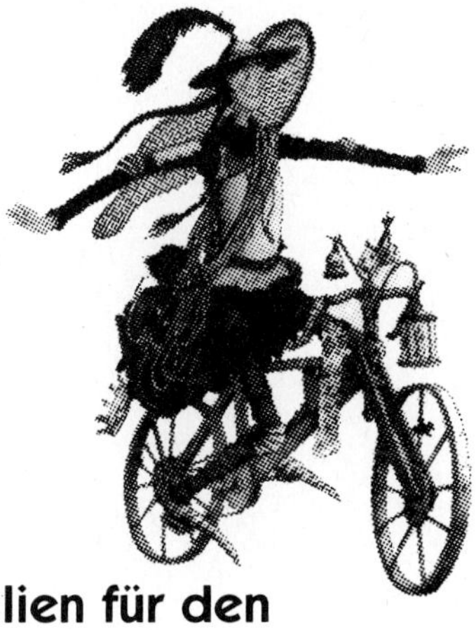

Weitere Materialien für den Kindergarten:

Curriculum Soziales Lernen:
Didaktische Einheiten für den Kindergarten - Jungen und Mädchen
München 1980

Gerstacker-Zimmer, Ruth:
Die Hochzeit ist der Höhepunkt in Sirins Leben
Geschlechtsspezifische Erziehung im Kindergarten.
In: Akpinar, Ünal/Zimmer Jürgen (Hrsg.):
Von wo kommst'n Du?
Interkulturelle Erziehung im Kindergarten, Band 3
München 1984, s. 123 - 218

Zwei spannende Bücher für Erwachsene:

Marianne Grabrucker:
"Typisch Mädchen" ...
Prägung in den ersten drei Lebensjahren. Ein Tagebuch.
Frankfurt 1985

Dieter Schnack/Rainer Neutzling:
Kleine Helden in Not.
Jungen auf der Suche nach Männlichkeit.
Reinbek 1990

Anmerkung:

Cartoons für Mädchen und für Jungen sind beim Volksblatt-Verlag in Köln erschienen und zu beziehen bei Zartbitter Köln, Tel. 0221 / 40 57 80.
Für Mädchen: **"Auf den Spuren starker Mädchen"**
Für Jungen: **"Ey Mann, bei mir ist es genauso!"**

Kinderbücher zum Thema "Sexueller Mißbrauch"

(Stand 1992/1993)

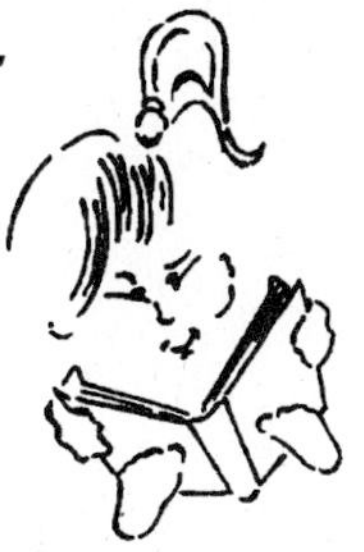

Davon gibt es leider noch viel zu wenig. Um die empfehlenswerten Kinderbücher noch einmal zu nennen:

Aliki:
Gefühle sind wie Farben

Gisela Braun/Dorothee Wolters:
Das große und das kleine NEIN

Gisela Braun/Dorothee Wolters:
Melanie und Tante Knuddel

Ursula Enders/Dorothee Wolters:
Schön & blöd

Marion Mebes/Lydia Sandrockh:
Kein Küßchen auf Kommando
Kein Anfassen auf Kommando

Björn Graf von Rosen:
Das Märchen von der ungehorsamen Adeli-Sofi

Oralee Wachter:
Heimlich ist mir unheimlich

Ein Negativbeispiel:
Ursula Kirchberg/Trixi Habelander:
Geh' nie mit einem Fremden mit
München 1985
Als eines der ersten Kinderbücher, das zum Thema auf den Markt kam, war es sicherlich gut gemeint, birgt aber alle gängigen Klischees in sich: Warnungen vor dem Fremden, hilfloses kleines Mädchen, Junge als pfiffiger Retter, Bedrohung und Angstmache durch einen fremden Mann, Polizeiaktion zur Rettung. Die Kinder werden eindeutig falsch informiert, und das Buch macht Angst. Es ist nicht für eine sinnvolle Prävention geeignet.

Sicherlich werden in den nächsten Jahren mehr Kinderbücher zu diesem Thema produziert werden.

Kriterien zur Bewertung von Kinderbüchern

zum Thema "Sexueller Mißbrauch an Kindern"

1. Wird Kindern Angst gemacht?

Text und Bildmaterial dürfen auf keinen Fall angsteinflößend auf Kinder wirken. Angst würde die Kinder bedrücken und Möglichkeiten der Kontaktaufnahme, der vertrauensvollen Kommunikation und des zärtlichen Körperkontakts einschränken. Da Angst lähmend wirkt, sind ängstliche Kinder weniger gut in der Lage, sich gegen Übergriffe zur Wehr zu setzen. Ihnen fehlen oft Durchsetzungskraft, Stärke und Selbstbewußtsein.

2. Werden Vermeidungsstrategien propagiert?

In einigen traditionellen Präventionsschriften wird Kindern empfohlen, gewisse Situationen zu vermeiden, zum Beispiel nicht mit Fremden mitgehen, keine Süßigkeiten annehmen, nicht zu jemandem ins Auto steigen, nicht allein in den Wald gehen, keine "aufreizende" Kleidung anziehen. Diese Empfehlungen beinhalten implizit Fehlinformationen, denn sie zielen auf den Fremdtäter, der sich situationsbedingt dem Kind nähert. Da dies jedoch nur in seltenen Ausnahmefällen vorkommt, ist das Kind nicht vorbereitet auf Übergriffe im sozialen Umfeld. Zudem macht Vermeidungsverhalten das Kind unselbständig, engt seinen Aktionsspielraum ein, begrenzt also seine Entwicklungsmöglichkeiten und ist damit ungeeignet für eine sinnvolle Prävention.

3. Werden Mythen weitergegeben?

Zum Thema des sexuellen Mißbrauchs gibt es immer noch viele Vorurteile und Mythen, zum Beispiel, daß das Kind den Täter provoziert, die Mutter immer mitschuldig ist, die Täter die "bösen Fremden" sind. Diese Mythen dienen meist dazu, den Täter zu entschuldigen und dem Kind bzw. der Mutter Mitschuld zuzusprechen, d.h. also, die Realität zu verschleiern.

4. Werden Geschlechtsrollenklischees vermittelt?

Mädchen werden unter anderem auch deswegen häufiger Opfer von sexuellem Mißbrauch, weil sie nach tradierten Geschlechtsrollenmustern zu "Mädchentugenden" wie Sanftheit, Passivität, Liebsein und Anhänglichkeit erzogen werden, wobei die Erziehung zu Stärke, Willenskraft und Selbstbestimmung vernachlässigt wird. Bei Jungen kann eine Erziehung zu stereotypem "männlichen Verhalten", zu Dominanz, Macht, Kontrolle dazu beitragen, daß sie später die Rechte von Frauen und Mädchen übergehen.
In Kinderbüchern zur Prävention sollten also auf keinen Fall Geschlechtsrollenstereotype weitergegeben werden.

Im Gegenteil wäre es wünschenswert, wenn diese ausdrücklich hinterfragt und aufgehoben sind, und die handelnden Personen in dieser Hinsicht Vorbildfunktion für die LeserInnen einnähmen.

5. Wird Stärke und Selbstbewußtsein der Kinder betont?
Kinder, die stark und selbstbewußt sind, die sich durchsetzen können, auch Erwachsenen gegenüber, können sich gegen Übergriffe viel besser wehren. Deshalb müssen gerade die Kompetenzen besonders bestärkt werden.

6. Werden Handlungsmöglichkeiten aufgezeigt?
Es reicht nicht aus, die Kinder über das Vorkommen des sexuellen Mißbrauchs zu informieren, ohne ihnen auch zu vermitteln, was sie in einer entsprechenden Situation tun können. Sie müssen also wissen, daß sie NEIN sagen, sich wehren und davon erzählen dürfen, wenn sie in eine solche Situation kommen. Das Wissen um Handlungsmöglichkeiten macht selbstbewußt und stark.

7. Wird auf die zentralen Aspekte der Prävention eingegangen?
Die zentralen Prinzipien sinnvoller Prävention sind:
- ❒ Selbstbestimmung über den eigenen Körper und den Austausch von Zärtlichkeiten;
- ❒ Vertrauen in die eigenen Gefühle;
- ❒ Nein sagen;
- ❒ Hilfe holen, davon erzählen.

Sie sollten in einem Kinderbuch nicht fehlen.

8. Wie wird die Familie dargestellt?
Wird die Familie als heile Welt, die Eltern als die einzigen Vertrauenspersonen dargestellt, bietet sich dem Kind kein Ausweg, wenn Mißbrauch in der Familie vorkommt. Kinder sollten wissen, daß sie auch anderen Leuten, die sie kennen und mögen, von ihren Problemen erzählen können.

9. Werden Kinder über ihre Rechte aufgeklärt?
Kinder haben Rechte: Das Recht auf Sicherheit, Schutz, Stärke, das Recht, über ihren Körper selbst zu bestimmen, das Recht, Nein zu sagen und das Recht auf Hilfe bei Problemen. Nichts zu wissen über ihre Rechte macht Kinder verletzbar. Nur wer die eigenen Rechte kennt, kann sie auch vertreten.

10. Werden Kindern Schuldgefühle genommen?
Innerhalb der Prävention ist sehr viel vom "sich wehren" die Rede. Das ist richtig und wichtig. Aber manchmal können sich Kinder nicht wehren. Sie müssen wissen, daß dies wie alles, was ihnen passiert ist oder passieren kann, nicht ihre Schuld ist.

11. Wird Kindern ein positives Körper- und Sexualgefühl vermittelt?
Die Thematisierung des sexuellen Mißbrauchs darf nie einhergehen mit einer Abwertung von Sexualität und Körperlichkeit. Kinder haben Sexualität und das Bedürfnis, sie auszuleben, aber nur mit Gleichaltrigen oder sich selbst. Sie sollen stolz sein auf ihren Körper, denn nur dann können sie ihn wirklich schützen. Von Erwachsenen brauchen Kinder viel Zärtlichkeit und auch körperliche Nähe, denn ein Mangel in dieser Beziehung macht sie für sexuelle Übergriffe verletzbar.

12. Wird das Kind in seinen Gefühlen bestärkt?
Kinder sind sehr sensibel für Übergriffe, sie spüren, wenn das Verhalten Erwachsener seltsam, ungewöhnlich oder "komisch" ist. Oft genug werden die kindlichen Gefühle von Erwachsenen aber nicht akzeptiert, nicht ernstgenommen oder gar negiert. Kinder brauchen die Bestärkung, daß sie ihren eigenen Gefühlen vertrauen können.

13. Stehen Text und Bebilderung in Zusammenhang?
Text und Bilder sollten sich in ihrer Wirkung gegenseitig unterstützen, nicht aber widersprechen oder aufheben.

14. Ist die Sprache kindgemäß?
Die Sprache des Buches muß für Kinder verständlich und ansprechend sein, also beispielsweise keine Fremdwörter oder komplizierte Formulierungen enthalten. Günstig ist auch, wenn die LeserInnen direkt angesprochen werden und damit das Gefühl haben, es betrifft sie auch.

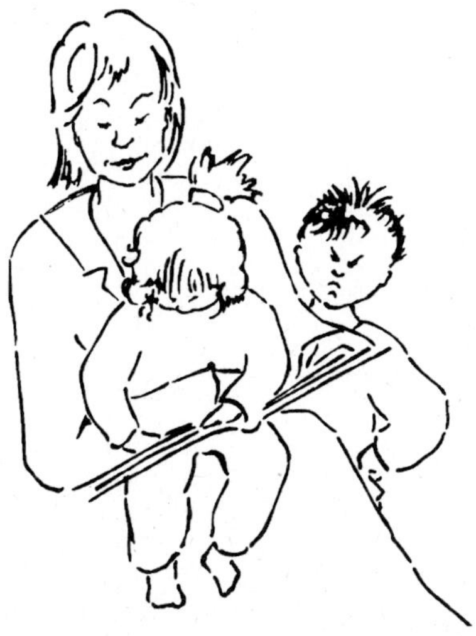

15. Regt das Buch zu Gespräch und Reflexion an?
Das Ziel eines Kinderbuches sollte auch sein, daß Eltern und Kinder beginnen, über das Problem nachzudenken und miteinander ins Gespräch zu kommen. Oft fällt es Erwachsenen schwer, mit Kindern über sexuellen Mißbrauch zu sprechen. Ein Kinderbuch kann ein guter Anlaß sein.

(Gisela Braun)

Was kann ich tun, wenn ich sexuellen Mißbrauch vermute?

1. Ruhe bewahren, überhastetes Eingreifen schadet nur!

2. Kollegin oder andere Vertrauensperson suchen, mit der frau/man über die eigene Unsicherheit sprechen kann.

3. Den Kontakt zum Mädchen/Jungen vorsichtig intensivieren, um eine positive Beziehung herzustellen.

4. Das Mädchen/den Jungen immer wieder ermutigen, über Probleme und Gefühle zu sprechen.

5. In der Gruppe (im Spiel, innerhalb der Sexualaufklärung, im Sportunterricht) das Recht der sexuellen Selbstbestimmung, sexuelle Übergriffe und das Thema "Sexueller Mißbrauch" vorsichtig ansprechen und damit signalisieren, "ich weiß, daß es sexuellen Mißbrauch gibt, man kann mit mir darüber reden, ich glaube betroffenen Mädchen und Jungen".

6. In der Gruppe das Thema "gute und schlechte Geheimnisse" erarbeiten; gute Geheimnisse machen Spaß, schlechte Geheimnisse machen schlechte Gefühle (z.B. Bauchschmerzen), über schlechte Geheimnisse darf man sprechen.

7. In der Gruppe das Thema "angenehme und unangenehme Berührungen" ansprechen.

8. Wenn möglich, eine/n MitarbeiterIn einer Beratungsstelle hinzuziehen, um mehr Sicherheit zu gewinnen.

9. Hinweise auf den sexuellen Mißbrauch aufschreiben (Tagebuch über Verhaltensweisen des Mädchens oder Jungen führen).

10. Wenn möglich, Kontakt zur Mutter/Bezugsperson des Opfers intensivieren, um Belastbarkeit der Mutter/Bezugsperson besser einschätzen zu können (z.B. Zusammenarbeit bei der Vorbereitung von Klassenfeiern, Gespräche am Elternsprechtag).

11. Kontakt zum Jugendamt aufnehmen (ggf. ohne Namensnennung).

12. HelferInnenkonferenz anstreben, damit alle, die die Familie kennen, gemeinsam eine Strategie absprechen.

13. Niemals eine Familie mit dem Mißbrauch konfrontieren, ehe eine räumliche Trennung von Opfer und Täter vorbereitet und möglich ist.

14. Eine eventuelle Anzeige mit einer Anwältin zuvor durchsprechen und gut vorbereiten. Niemand ist zur Anzeige verpflichtet.

Johanna Stumpf, Mitarbeiterin der Kontakt- und Informationsstelle gegen sexuellen Mißbrauch an Mädchen und Jungen, Zartbitter Köln e.V., hat diesen Katalog zur Vorgehensweise bei einer Mißbrauchsvermutung erarbeitet.

Ich vermute sexuellen Mißbrauch

Die vorliegenden Materialien können auch genutzt werden, um mit Hilfe des Katalogs einen möglichen Verdacht zu erhärten. Bei Punkt 4, wo es um Gefühle geht, sind die verschiedenen Spiele, Geschichten oder das Bilderbuch von Aliki einsetzbar. Wenn das Recht der körperlichen Selbstbestimmung, bei Punkt 5 aufgeführt, vermittelt werden soll, eignen sich beispielsweise als Signale die Geschichte "Melanie und der Riese", das Gedicht von "Tante Kathrein und Onkel Hein" oder eine Geschichte aus dem Kinderbuch von Oralee Wachter. Ebenso können bei Punkt 6 die Einheiten zu guten und schlechten Geheimnissen ein betroffenes Kind ermutigen, sein spezielles "Bauchweh-Geheimnis" zu erzählen.

Um das Thema "angenehme und unangenehme" Berührungen anzusprechen, lassen sich beispielsweise die aufgeführten Spiele: "Ich sag' NEIN", "Die Burg" und einige mehr einsetzen. Hier kann vor allem das Malbuch "Kein Küßchen auf Kommando" sehr hilfreich sein. Mit der Erarbeitung dieser Themen erhält das betroffene Kind ein deutliches Signal: "Ich weiß, daß es das, was Du erlebst, gibt. Du hast das Recht, darüber zu reden, ich will dir helfen."
Vielleicht wird das Kind soweit ermutigt, daß es das Geheimnis bricht. Auch aus seinen Reaktionsweisen lassen sich Schlüsse ziehen.
Um mehr Informationen über den Lebensalltag des Kindes in der Familie, seine Kontaktpersonen und mögliche bedrohliche Situationen zu erhalten, eignen sich auch Rollenspielvorschläge:

- ❒ Wir spielen den Tagesablauf der Familie.
- ❒ Ich wäre gern ...
- ❒ Wir haben Besuch von ...
- ❒ Ich bin in Ferien bei ...
- ❒ Wir feiern ein Familienfest.
- ❒ Die Freunde und Freundinnen meiner Eltern.
- ❒ Wir machen einen Ausflug.
- ❒ Ich gehe abends schlafen.
- ❒ Ich bin mit Papa allein.
- ❒ Meine Eltern gehen aus, ... paßt auf mich auf.

Alle Hinweise auf einen Mißbrauch, das Verhalten des Kindes, seine Reaktion auf die Spiele und Geschichten, seine Zeichnungen, mögliche Andeutungen usw. sollten in Tagebuchaufzeichnungen festgehalten werden. So können alle Mitarbeiter und Mitarbeiterinnen, die mit dem Kind vertraut sind, ihre Erkenntnisse zusammenfügen, und es entsteht ein klares Bild. Ein solches Tagebuch ist auch eine gute Grundlage, um den Fall mit einer thematisch arbeitenden Beratungsstelle durchzusprechen und mögliche Interventionen zum Nutzen des Kindes zu erarbeiten.

Noch einige wichtige Hinweise:

● Übereilen Sie nichts. Der Druck, dem Kind unbedingt sofort zu helfen, ist sicher groß. Aber durch voreilige Aktionen könnte der Täter von dem Verdacht erfahren und das Kind noch stärker bedrohen. Hilfe ist dann nicht mehr möglich, und dem Kind geht es schlechter als vorher.
Oder aber das Kind wird durch Reaktionen der Umwelt, z.B. übereilte Polizeiaktionen oder eine vermeidbare Heimeinweisung, für seine Offenheit gestraft.
Auch eine Verdachtserhärtung, wie geschildert, wird sich sicher über mehrere Monate hinziehen.
Das Ziel ist Sicherheit und Schutz des Kindes, aber dies langfristig und unter heilenden, nicht strafenden Bedingungen.

● Holen Sie sich Hilfe und Unterstützung. In einigen Städten gibt es Beratungsstellen gegen sexuellen Mißbrauch, die mit dem Problem am besten vertraut sind. Auch Frauenberatungsstellen und Beratungsstellen der Pro Familia können meist weiterhelfen. Zu wissen oder zu ahnen, daß ein Kind sexuell mißbraucht wird, erzeugt auch beim Erwachsenen Schmerz und Unsicherheit, darüber muß gesprochen werden. Zusammen mit einer Fachfrau lassen sich die für das Kind günstigsten Interventionen und Reaktionen herausarbeiten.

● Vertrauen Sie Ihrem Gefühl! Wenn Sie spüren: "Da stimmt etwas nicht, da könnte Mißbrauch vorliegen", ist dies ein ernstzunehmendes Indiz.

Was das Kind braucht, wenn es sexuell ausgebeutet wurde, formuliert die Kölner Diplom-Pädagogin Ursula Enders in einprägsamer Weise:

Glauben - schützen - trösten

Wir müssen dem Kind glauben, was es erzählt, wir müssen es schützen vor weiterem Mißbrauch, und wir müssen es trösten.
Es ist so, als hätte das Kind einen sehr schweren Verkehrsunfall erlitten. Wir würden ihm ohne Einschränkung glauben, daß es diesen Unfall hatte, wir würden es schützen vor weiteren Unfällen, und wir würden es heilen, pflegen, trösten. Und niemand würde das Kind dauernd über den Hergang des Unfalls befragen, es drängen zu erzählen, wie das genau war, als das Auto kam. Das Kind benötigt Zeit, um in Schutz und Sicherheit das schlimme Erlebnis zu verarbeiten. Genau das braucht es auch, wenn es einen Mißbrauch erlebt hat, vor allem sollte es nicht gedrängt werden, über das Geschehen zu sprechen, wenn es das nicht möchte.
Und es ist wichtig, die Stärken des Kindes zu sehen. Es gibt kein "mißbrauchtes Kind", das nur über den Mißbrauch definiert ist. Es gibt Kinder, die mißbraucht wurden und dank ihrer Stärke, ihrer Energie und Lebenskraft den Mißbrauch überlebt haben. Diese Kräfte gilt es zu erhalten und zu unterstützen.

Konrad Lappe macht in seinem Erfahrungsbericht deutlich, daß es gilt, Anlässe zu nutzen, um Prävention in den Unterricht zu integrieren. Im Alltagsleben einer Grundschule gibt es diese Anlässe immer: Konflikte, Raufereien, Erlebnisse der Kinder usw.
Mit offenen Augen und Ohren und mit Phantasie die Anregungen, die uns die Kinder selbst liefern, aufzunehmen, dafür ist dieser Bericht ein Beispiel.

Prävention von sexuellem Mißbrauch

Erfahrungsbericht aus einer Grundschule

von Konrad Lappe

In meiner letzten Grundschulklasse war ich im 3. und 4. Schuljahr Klassenlehrer. In dieser Zeit habe ich versucht, sexuellen Mißbrauch im Unterricht zu thematisieren. Elemente präventiver Erziehung habe ich immer dann in den Unterricht miteinbezogen, wenn es im Schulleben einen Anlaß dafür gab. Und Anlässe gab es reichlich, nachdem ich, durch die Beschäftigung mit dem Problem des sexuellen Mißbrauchs, meine Wahrnehmung für Übergriffe jeder Art geschärft hatte.

Zum Beispiel: NEIN sagen
Bei einem Klassengespräch über Schneeballwerfen, Einseifen habe ich den Aspekt des klaren Abgrenzens betont. Wer sich nicht an einer Schneeballschlacht beteiligen möchte, habe auch ein Recht darauf, in Ruhe gelassen zu werden. Er oder sie muß es deutlich sagen. Wir haben dann folgende Situation im Rollenspiel ausprobiert: Ein Kind kitzelt ein anderes, das aber nicht mitmachen will. Wie muß ich nein sagen, damit dem anderen Kind deutlich wird, daß es mir ernst ist? Die Kinder merken, daß ein halb jammerndes, halb lachendes Nein den anderen nicht abhält oder zum Aufhören bringt, wohl aber ein lautes, entschiedenes Nein.

Zum Beispiel: Ein Theaterbesuch
Im Rahmen einer Aktionswoche zum Thema "Sexuelle Gewalt" sollte in unserer Stadt das Kindertheaterstück "Das Familienalbum" vom Hamburger Fundus-Theater aufgeführt werden.
Dieses Stück thematisiert in sehr kindgemäßer Weise sexuelle Übergriffe in der Familie. Während eines Elternabends zu unterschiedlichen Themen kam ich auch auf die Problematik des sexuellen Mißbrauchs zu sprechen und erzählte von meiner Absicht, mit den Kindern das besagte Theaterstück zu besuchen. Die Eltern fanden es gut, daß über dieses heikle Thema im Unterricht gesprochen werden sollte.
Einige Tage vor dem geplanten Theaterbesuch wollte ich ins Thema "einsteigen".
Ich beschrieb verschiedene Notlagen-Situationen, in die Kinder geraten können und verteilte jeweils eine Situationsbeschreibung an zwei Kinder mit der Aufgabe, sich eine Lösung zu überlegen. Da ich das Thema behutsam angehen wollte, hatte nur eine Notlage einen sexuellen Übergriff zum Inhalt: "Was kannst du tun, wenn ein Verwandter zu Besuch kommt, den du nicht magst, und du ihm zur Begrüßung einen Kuß geben sollst?"
Die jeweiligen Lösungen der Kinder wurden intensiv besprochen.

Und das ist die Geschichte:

Eine lustige Mäusefamilie - Mutter, Vater, zwei Töchter und der "liebe" Onkel Watia - lebt in einem gemütlichen Sofa. Da taucht ein Kater auf. Jeder weiß, daß Katzen Mäuse fangen. Der Kater ist leicht zu erkennen als der "fremde böse Mann", vor dem stets gewarnt wird. Eine Gefahr, der das Mäuschen Mischen und seine Schwester Pisa aus dem Weg zu gehen wissen. Doch was ist mit ihrem Onkel Watia? Der Mäuseonkel, der Mischen liebevoll eine Puppe bastelt, fordert plötzlich seine Belohnung: Mischen muß ihn küssen, soll sein Mäuseschwänzchen streicheln. Der "liebe" Onkel setzt sie unter Druck. Wenn sie dieses Geheimnis irgend jemandem erzählt, so droht er, fährt der Blitz ins geliebte Familienalbum und zerfetzt es.

Der fremde Kater stellt eine Falle für die Mäusemädchen auf. Mischen paßt höllisch auf, da nicht hineinzugeraten. Doch als Onkel Watia sie wieder bedrängt, und sie vor ihm zurückweicht, schnappt die Falle zu. Mischen jammert, ruft um Hilfe und verrät das Geheimnis. Das Familienalbum bleibt dennoch heil. Und der Kater ergreift nun nicht sie, sondern den feigen Onkel Watia, der im Getümmel fliehen will.

(Fundus Theater 1986, S.5)

(Weitere Anregungen zu "Notlagen" finden Sie in Andresen 1980, S. 156 ff)
Als besonderes Beispiel, mit einer Notlage fertigzuwerden, kündigte ich das Theaterstück an.

Die Inszenierung war lebendig und spannend, es gab einiges zu lachen, die Kinder gingen begeistert mit. Im Anschluß boten Mitarbeiterinnen des Kinderzentrums die Möglichkeit zu einem Nachgespräch an.
Für den nächsten Schultag hatte ich die wichtigsten Szenen aus dem Begleitheft zum Stück kopiert und als Bildergeschichte vorbereitet. Anhand der Zeichnungen erzählten die Kinder den MitschülerInnen, die nicht dabeigewesen waren, den Ablauf. Anschließend gab ich ihnen die Aufgabe, zu jedem Bild ein, zwei Sätze zu schreiben.

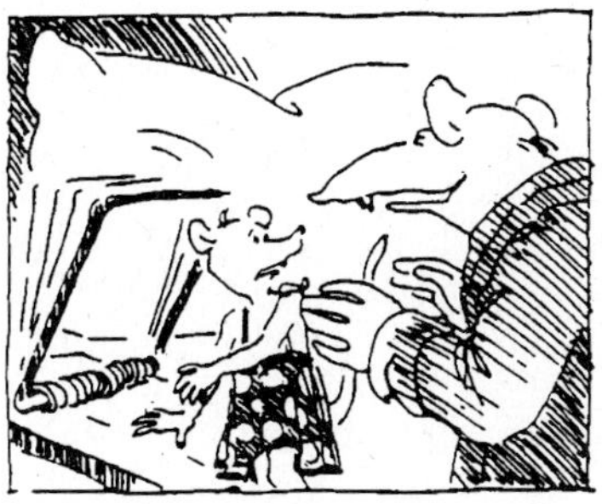

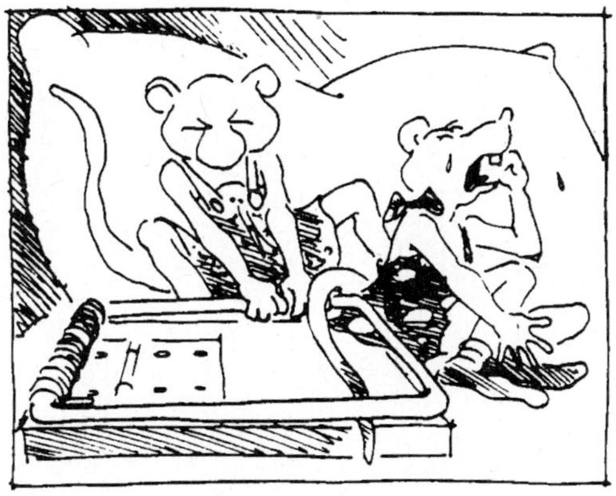

Aus der Art und Weise ihrer Erzählungen und Bildunterschriften wurde deutlich, daß die Kinder die Notlage der Maus in dem Stück gesehen hatten, nicht aber den sexuellen Mißbrauch. In der nächsten Stunde fragte ich die SchülerInnen, ob so etwas wie im Stück denn auch bei Menschen vorkommen könnte. Darauf erzählten einige Kinder, wie Tiere von Menschen gequält wurden, deshalb sprach ich selbst vorsichtig sexuelle Ausbeutung an. Ich erzählte den Kindern, daß es Männer gibt, die zu Kindern sagen: "Schau her, ich zeige dir mal mein Glied, zeig' doch auch mal, was du da unten hast. Laß' mich mal anfassen, dann darfst du auch bei mir anfassen. Das braucht aber kein anderer zu wissen!"

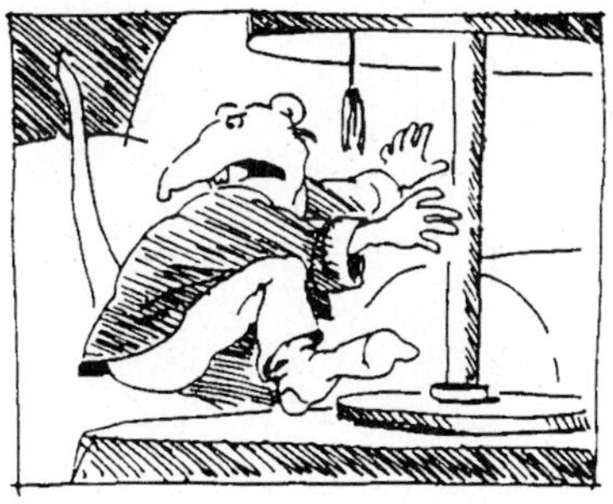

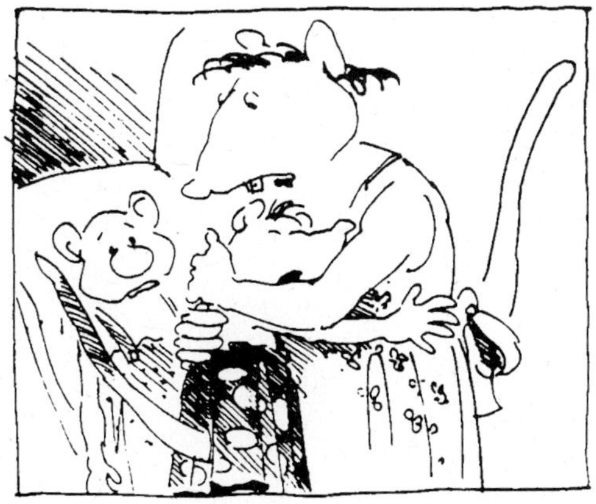

Zeichnungen aus der Broschüre zum Theaterstück "Das Familienalbum", Fundus Theater, Hamburg

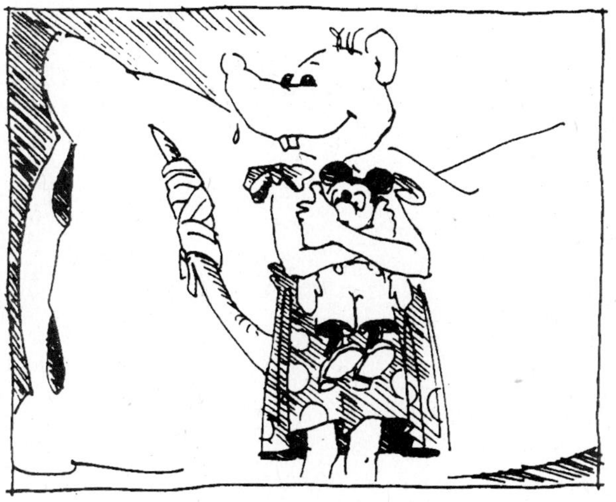

Einige Kinder kicherten, andere fanden das eklig. "Und was kannst du als Kind dann tun?" fragte ich weiter. Es kamen Vorschläge wie Weglaufen, laut schreien, es Erwachsenen zu erzählen. Es wurde deutlich, daß die Kinder an Fremde als Täter dachten. "Und wenn es Leute sind, die man gut kennt, z.B. aus der Verwandtschaft?" fragte ich vorsichtig nach. "Würdest du es dann auch deiner Mutter erzählen?" Die Kinder bejahten.

Am nächsten Tag gab ich den SchülerInnen eine Tabelle in Anlehnung an eine Unterrichtsbeschreibung von Ute Andresen: "Das darf nicht jeder!" (vgl. Andresen 1980, S. 160).
Die Beschäftigung damit sollte für die Kinder eine Selbstreflexion sein. Sie sprachen viel mit ihren NachbarInnen darüber.

Schreibe hier noch mehr Personen hin. Zum Beispiel: Nachbar, Lehrerin, Freund, Freundin

Das darf nicht jeder	Mutter			
mir etwas zu essen geben				
mich kämmen				
mir ein Pflaster aufkleben				
mir bei den Aufgaben helfen				
mich mit Worten trösten				
mich mit Streicheln trösten				
mich mit Küssen trösten				
mich verhauen				
mich knuddeln				
mich ausschimpfen				
von mir einen Kuß verlangen				
mich baden oder abtrocknen				
mich bei der Hand nehmen				
mir einen Weg zeigen				
mir etwas Hübsches schenken				
mir etwas Schönes zeigen				
mich im Auto mitnehmen				
mich kitzeln				

(In Anlehnung an Andresen 1980, S.160)

Zum Beispiel: Kleiner Macker oder kindliche Neckereien

Ein starkes Selbstbewußtsein, der beste Schutz vor sexuellen Übergriffen, entwickelt sich auch aus durchgestandenen Konfliktsituationen heraus. Deshalb habe ich häufig Beschwerden von Schülerinnen im Klassenrat daraufhin angesprochen, ob es sich mehr um Neckereien oder um sehr unangenehme Verhaltensweisen handelte, zum Beispiel ein Junge gibt Mädchen Klapse oder Nadelstiche in den Po, Jungen reißen beim Sportunterricht die Tür zum Umkleideraum der Mädchen auf. Die betroffenen Kinder sollten im Klassenkreis ihren Kontrahenten deutlich den empfundenen Ärger mitteilen, ebenso ein "Ich wünsche mir, daß du ..." als positive Aussage. Das angesprochene Kind mußte Stellung beziehen.

Ein Junge, Mitglied in einem Judoverein, hielt sich trotzdem nicht an die Vereinbarung. Ich sprach ihn auf Judoregeln an: Wenn der Gegner nicht mehr will, klopft er dreimal auf die Matte und der Kampf ist beendet. Wenn nun ein Mädchen dreimal sagte: "Ich will das nicht!" konnte er dies akzeptieren.

Zum Beispiel: Hilfe holen

In der Klasse erzählte ich eine Geschichte von einem Kind, das nach der Schule von einem älteren Jungen bedroht wird. Es soll ihm Geld besorgen und ja die Klappe halten. Aber am nächsten Tag berichtet das Kind in der Schule davon, MitschülerInnen und LehrerInnen überlegen Lösungsmöglichkeiten. Schließlich kommen die Kinder darauf, ihre Klassenkameradin nach der Schule zu "eskortieren". Der erpressende Junge verzieht sich, als er die Begleitung sieht.

Die SchülerInnen meiner Klasse schlugen gleich vor, aus dieser Geschichte ein Rollenspiel zu machen. Sie spielten es in mehreren Durchgängen und legten Wert darauf, daß jedes Kind einmal mit einer Rolle drankam.

Zum Beispiel: Gefühle als Unterrichtsthema

In einer lebendigen Grundschulklasse zeigt sich tagtäglich eine ganze Palette von unterschiedlichen Gefühlen, die man zum Unterrichtsthema machen kann. Hier sind einige Möglichkeiten:

❐ Peter Härtling:
Ben liebt Anna

Aus der Sicht eines zehnjährigen Jungen erzählt Härtling die Liebesgeschichte zwischen ihm und einer Klassenkameradin. Das Büchlein eignet sich gut als Klassenlektüre in der 4. Klasse zum Vorlesen.

❐ Aliki:
Gefühle sind wie Farben

Für die 4. Klasse habe ich die zum Teil sehr feinen Zeichnungen auf DIN A 3-Format vergrößert. Jedes Kind suchte sich eine Seite zum Anmalen und Weitertexten aus. Die haben wir zusammengeheftet und hatten für unsere Klassenbücherei ein Buch von "Aliki und der 4a". Vor dem Heften stellte jedes Kind seine Seite kurz vor. Die jeweiligen Situationen wurden im Rollenspiel nachgespielt.

❐ Fortsetzungssätze bilden
- Tina ist wütend, wenn/weil ...
- Robert hat Angst, wenn/weil ...
- Tim freut sich, wenn/weil ...
- Siggi hat so ein komisches Gefühl, wenn/weil ...
- Pit ist traurig, wenn/weil ...

Wenn aus den Fortsetzungssätzen kleine Geschichten entstehen, kann daraus ein Heft gestaltet werden.

❐ **Freier Text zum Thema:**
Vom Kind, das drei Wünsche frei hatte

Aus den Wünschen der Kinder lassen sich oft Rückschlüsse ziehen auf ihre Bedürfnisse oder Probleme, vielleicht ergeben sich Hinweise auf einen Mißbrauch.

❐ **Bei Kreisgesprächen über das Wochenende oder die Ferien**

liegen bei uns immer kleine Lederbälle mit Gesichtern, in denen sich unterschiedliche Gefühle ausdrücken, in der Mitte. Jedes Kind sucht sich einen Ball aus und beginnt zu erzählen. So muß es nicht immer das "schönste" Ferienerlebnis sein.

Und schließlich habe ich gute Erfahrungen damit gemacht, wenn ich selbst eigene Gefühle deutlich gezeigt habe: Meine Angst vor Pferden bei unserem Ponyhof-Aufenthalt zum Beispiel haben die Kinder akzeptiert und mir Mut gemacht.

Zum Beispiel: Küßchen auf Kommando

In der 4. Klasse haben wir im Sachunterricht das Kinderbuch "Peter, Ida und Minimum" mit verteilten Rollen gelesen und besprochen. Eine Frage aus diesem Buch "Was können zwei Menschen, die sich gern mögen, miteinander tun?" nahm ich im Klassengespräch auf.
Als ich das Thema: "Schöne Küsse an ..." an die Tafel schrieb, ergänzten einige Kinder gleich mit " ... eklige Küsse". Daraufhin stellte ich den Kindern die einzelnen Seiten des Kindermalbuches "Kein Küßchen auf Kommando" als Folie über Tageslichtschreiber vor, teilweise ohne Schrift, so daß die Kinder erst einmal mit eigenen Worten das jeweilige Bild beschreiben konnten. Sie fanden die Zeichnungen sehr witzig und berichteten über ihre eigenen Erfahrungen mit angenehmen und unangenehmen Küssen und dem NEIN sagen.
Jeweils zwei Bildseiten aus dem Büchlein konnten sich die Kinder aussuchen zum Abmalen, Ausmalen, Durchpausen und Beschriften. Ausgewählt wurden fast ausschließlich "schöne Küsse". Erst in der zweiten Stunde wählten vier Mädchen und ein Junge (von 19 Kindern) die "NEIN-Figuren".

Zum Beispiel: Eine Mädchenstunde

Nachdem ein Junge ein Mädchen belästigt hatte - er hatte ihr im Schwimmbad die Bikinihose runtergezogen und erzählte nun überall, daß er ihre Scheide gesehen habe, regte ich eine Mädchenstunde an - in der die Mädchen sich mit Möglichkeiten der Gegenwehr auseinandersetzen sollten. Eine Elternvertreterin, die an einem Selbstbehauptungstraining für Frauen teilgenommen hatte, wollte sich gern beteiligen.

Die Stunde bestand aus folgenden Elementen:

● Gesprächsrunde:
Wann habe ich schon einmal erlebt, daß ich mich besser hätte wehren mögen?

● Stuhlkreis:
Mit geschlossenen Augen stellen wir uns diese Situation vor und ballen wütend die Faust!

● Vor den Stuhl stellen:
Die Stuhllehne ist der, der mich geärgert hat. Ich stampfe mit dem Fuß auf und sage laut: "Du Blöder!" o.ä.

● Reflexionsrunde:
Wie war das für mich?

● Partnerinübung:
Ich werde von hinten unangenehm angefaßt, drehe mich schnell um, halte dem Angreifer die Faust unter die Nase und sage laut: "Laß das ja sein!" oder "Mach das nicht noch einmal!"

● Übungsrunde:
Was tue ich gegen eine Umklammerung von hinten? Wir übten einen Ellebogenstoß nach hinten gegen ein Polster, so daß die Mädchen ihre Kraft spüren konnten, was ihnen auch viel Spaß machte. Als weitere Möglichkeit, sich gegen eine Umklammerung zu wehren, übten wir das Umdrehen des kleinen Fingers.

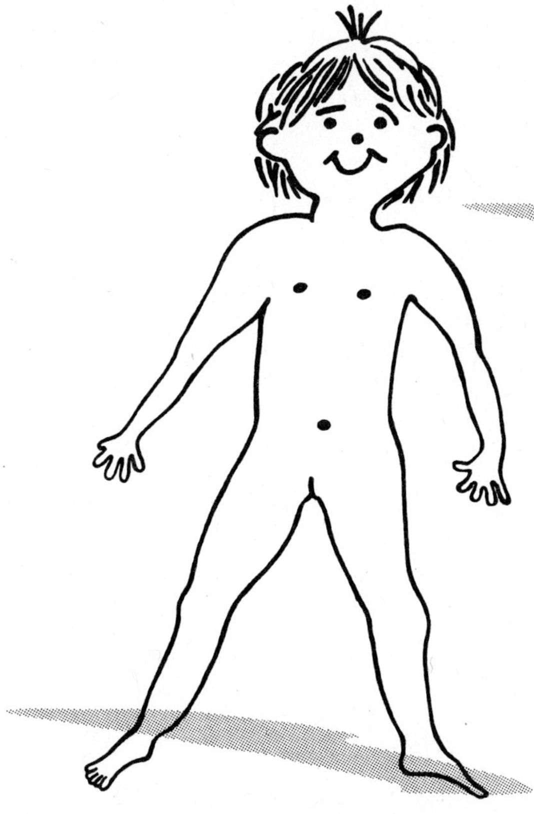

Zum Schluß spielten wir mehrere Male folgende Situation durch:
Im Freibad merke ich, daß sich mir mehrere Jungen nähern, mich ins Wasser werfen wollen, wozu ich keine Lust habe. Ich laufe zu meinen Freundinnen, gemeinsam drängen wir die Jungen ab.

Zum Beispiel: Eine Jungenstunde

Für Jungen, die von Älteren oder Erwachsenen angegriffen werden, gelten die gleichen Abwehrmöglichkeiten wie bei den Mädchen. Deshalb lief die Jungenstunde auch nach dem gleichen Plan ab wie die Mädchenstunde. Allerdings legte ich mehr Wert darauf, daß die Jungen ermutigt wurden, Momente der Schwäche oder Angst einzugestehen und ihre wahren Gefühle nicht durch pseudo-männliches Verhalten zu überspielen. Ich erzählte selbst von solchen Gefühlen bei mir.
Grenzen äußern und Grenzen akzeptieren war das Thema, das ich für die nächste Partnerübung im Hinterkopf hatte: Ein Junge würgt einen anderen von hinten (halb Spiel, halb Ernst). Der sagt: "Ich krieg' keine Luft mehr! Hör auf!" Der andere läßt ihn los. Und wenn ich nicht mehr sprechen kann? Beim nächsten Durchgang sollte der Umklammerte seinem Partner dreimal ans Bein klopfen, entsprechend den Judo-Regeln.
Da in der Klasse im Zusammenhang mit Berührungen unter Jungen schon mal das Wort "schwul" gefallen war, gab ich folgende Frage in die letzte Runde: "Wie ist das, wenn du traurig bist oder dich verletzt hast? Darf dich dann ein anderer Junge trösten oder würdest du das ablehnen und sagen 'Hau ab, ich bin doch nicht schwul'?" Kein Junge hatte etwas dagegen, sich von einem anderen trösten zu lassen. Bloß manchmal wäre man traurig und wütend zugleich, und dann würde man sich von niemandem gern trösten lassen.

Und so ging es weiter ...

❒ Einige Wochen nach dem Besuch des Theaterstücks konnte ich erreichen, daß das Buch "Heimlich ist mir unheimlich" als Klassensatz angeschafft wurde. Viele KollegInnen liehen es sich bei mir aus.

❒ Ich bekam Unterrichtsbefreiung für den Besuch einer Fortbildung über sexuellen Mißbrauch und hatte Gelegenheit, die Fortbildungsinhalte sehr ausführlich bei der Gesamtkonferenz vorzustellen.

❒ In unserer Stadt hat sich mittlerweile eine Berufsgruppe gegen sexuellen Mißbrauch gebildet, in der sich Leute aus sozialen und pädagogischen Arbeitsfeldern mit dem Thema beschäftigen.

❒ Eine Kollegin einer anderen Schule wollte das Thema sexueller Mißbrauch im Unterricht der 2. Klasse behandeln und lud mich als Gastreferent zu einem Elternabend ein.

Einige Nachbemerkungen...

● Eine zwei- oder dreistündige Unterrichtseinheit reicht nicht aus, um die Mädchen und Jungen in der Klasse vor sexuellem Mißbrauch zu schützen. Dazu gehören notwendig ein Unterricht und ein Schulleben, das den Kindern Selbstbewußtsein und Selbstsicherheit vermittelt, trotz der Schulbedingungen, die die Kinder häufig zur Anpassung zwingen wollen. Weiterhin ist es nötig, daß jede Lehrkraft den "heimlichen Lehrplan" der geschlechtsspezifischen Diskriminierung erkennt und ändert.

● Wenn ich in der Klasse das Thema "Hilfe holen" oder "NEIN sagen" angesprochen habe, fand ich den Zusatz wichtig, daß das für Kinder nicht immer einfach ist. Schließlich kann ich nicht ausschließen, daß in der Klasse ein Kind ist, das in seinem Alltag die Kraft dazu (noch) nicht hat. Wenn es dann unkommentiert im Rollenspiel sehr selbstbewußte Kinder präsentiert bekäme, würde es sich schlecht fühlen, was sich wiederum ungünstig auf sein Selbstwertgefühl auswirken könnte.

● In den USA gehen besonders geschulte Teams von 3 - 4 Personen in Kindergärten und Schulen, um mit Eltern, LehrerInnen und Kindern kleine Workshops zur Vorbeugung vor sexuellem Mißbrauch durchzuführen. Eine tolle Initialzündung oder Verstärkung präventiver Erziehung wären solche Teams auch an deutschen Grundschulen. Ebenso wie der Besuch der Feuerwehr, der Polizei oder des Verkehrskaspers sollten derartige Workshops einen festen Platz im Grundschulunterricht bekommen.
In einigen Städten gibt es bereits Initiativen und erste Anläufe für solche Teams, zum Beispiel in Berlin, Bielefeld oder Essen.

● Mir gegenüber hat noch keine Schülerin etwas von Mißbrauchserlebnissen durch Erwachsene erzählt. Hier sehe ich auch meine Grenzen als männliche Lehrkraft, der sich ein betroffenes Mädchen nicht unbedingt als erstem anvertrauen möchte.
Meine Hoffnung ist aber, daß die Kinder mehr Stärke in ihrer Selbstwahrnehmung und in schwierigen Situationen aufgebaut haben und sich gegebenenfalls bei anderen Personen Hilfe holen.

Literatur:

(Stand 1992/1993)

● Andresen, Ute:
Das 2. Schuljahr.
München 1980

● Härtling, Peter:
Ben liebt Anna.
Weinheim und Basel, 5. Auflage, 1982

● Fundus Theater:
Das Familienalbum.
Begleitbroschüre. Hamburg 1986

● Mebes, Marion:
Sicher, stark und frei
in: Sozial Extra, Okt. 1987

● Fegert, Jörg/Fey, Elisabeth:
Wenn Heimlichkeiten unheimlich werden.
Möglichkeiten der Vorbeugung gegen sexuellen Mißbrauch von Kindern in: Frankfurter Rundschau 3.1.87

● Fey, Elisabeth:
Von unabhängigen Müttern, starken Kindern, dem Sinn des Ungehorsams und sozialen Netzen
in: Kazis, Cornelia (Hrsg.): Dem Schweigen ein Ende Basel 1988

Nachfühlen - Einfühlen - ein Gefühl bekommen für vom sexuellen Mißbrauch betroffene Kinder, ihre Überlebensstrategien und Ausdrucksmöglichkeiten, ist nicht nur Voraussetzung für Verstehen, sondern auch für die Wahrnehmung ihrer Situation.
Diese Bücher vermitteln mehr "Gefühl", als es jede noch so umfassende Erklärung von Hintergründen und Umständen des sexuellen Mißbrauchs vermöchte:

Liane Dirks:
Die liebe Angst
Hamburg 1986, 6,80 DM
"Dieser Roman ist ein ebenso dramatisches wie literarisches Dokument der Kinderliebe eines Mädchens, die den Mißbrauch des Vaters und den Verrat der Mutter aushält und nicht daran zerbricht. Nach sieben Jahren Leid, Opfern und sinnlosen Hoffens auf Verständnis und Vertrauen und kindlich-realen Träumen, die Welt möge nicht so sein, wie sie ist, erschüttert die kleine Anne den Leser zutiefst. An den Eltern, an ihrer Umwelt, an uns und unserer Gesellschaft lernt sie, die Schuldzuweisung abzulehnen und zurückzugeben."

Iris Galey:
Ich weinte nicht als Vater starb
Berlin 1988, 29,00 DM
Iris war 14, als sie das Geheimnis preisgab. Zwei Tage später erschoß sich der Vater. Sie wurde in ein Mädchenpensionat gesteckt, und nie mehr sprach sie davon. Bis sie 40 Jahre später, in Neuseeland, eine TV-Sendung über Inzest sah und die Tragödie ihrer Lebensgeschichte aufzuschreiben begann.

Christiane Rochefort:
Die Tür dahinten
Frankfurt 1990
"Mein Gott, was wäre aus mir geworden, wenn es Papa nicht gegeben hätte!" Ein Roman über die brutale sexuelle Gewalt eines Vaters und das Leiden und den Widerstand einer Tochter, geschrieben in einem herausragenden literarischen Stil.

Jacqueline Spring:
Zu der Angst kommt die Scham
Die Geschichte einer sexuell mißbrauchten Tochter
München 1988, 26,00 DM
Als Kind sexuell mißbraucht worden zu sein, ist eine traumatische Erfahrung, die oft bis ins Erwachsenenleben hineinreicht. In diesem Buch schreibt eine Betroffene, der erst als erwachsene Frau gelang, sich von ihren Ängsten und Schuldgefühlen sowie ihrem Selbsthaß zu befreien. Obwohl Inzest zu den schlimmsten Erfahrungen gehört, zeigt Jacqueline Spring sehr einfühlsam, daß es möglich ist, diese seelischen Schmerzen zu heilen.

Empfehlenswerte Romane für Jugendliche und Erwachsene

Ellen Howard:
Lilians Geheimnis
Wien 1988, 19,80 DM
Lilians Geheimnis ist nicht eines der üblichen kleinen Geheimnisse heranwachsender Mädchen. Lilians Geheimnis ist ein schlimmes Geheimnis, und es hat mit ihrem Papa zu tun. Lilian kann nicht darüber sprechen. Erst als ihrer kleinen Schwester dasselbe zu geschehen scheint, findet sie den Mut, zu reden. Und erfährt, daß es Geheimnisse gibt, die nicht im Verborgenen bleiben dürfen.

Romane und Erzählungen

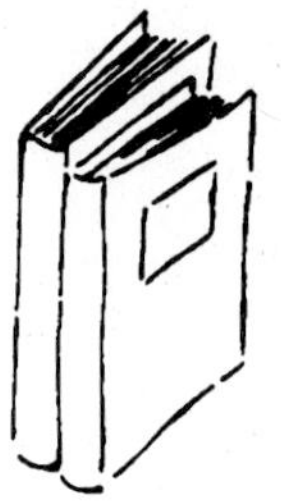

(Stand 1992/1993)

Hadley Irwin:
Liebste Abby
Weinheim und Basel 1986, 17,80 DM
Abby ist anders als die anderen Mädchen, findet Chip. Deshalb hat er sich in sie verliebt. Daß ein schreckliches Geheimnis hinter ihrem Anderssein steckt und daß Abby dringend Hilfe braucht, erfährt er erst viel später.

Deborah Moggach
Rot vor Scham
Geschichte einer zerstörten Unschuld
Reinbek 1985, 9,80 DM
Schuld- und Schamgefühle beherrschen das Leben dieser jungen Frau, die über Jahre von ihrem Vater sexuell mißbraucht wird. Eindringlich und doch behutsam schildert die Autorin diese Erfahrungen aus der Sicht der Betroffenen. Sie zeigt, wie das kindliche Vertrauen zum Vater langsam zerbricht, in Selbstverachtung umschlägt und so eine lebenslange gegenseitige Abhängigkeit bestehen bleibt.

Margret Steenfatt:
Nele
Ein Mädchen ist nicht zu gebrauchen
Reinbek 1986, 6,80 DM
"Wenn zwei sich umarmen und küssen, lieben sie sich." Jetzt streichelte und küßte Wolfgang sie. Aber am wichtigsten war sein Versprechen: "Ich habe dich wirklich gern." Die zwölfjährige Nele lebt mit Mutter und Stiefvater zusammen. Ihr fehlt Liebe und Geborgenheit. Bei Wolfgang, dem Sportsfreund des Stiefvater, glaubt sie, diese Liebe zu finden und gerät dabei in die Gefahr, von ihm abhängig zu werden.
Einfühlsam und behutsam beschreibt Margret Steenfatt die Erfahrungen eines Mädchens, daß mißbraucht wird, sich aber schließlich zur Wehr setzen kann.

Talbert, Marc:
Das Messer aus Papier
Kevelaer 1989
Jeremy hat ein schlimmes Geheimnis. George, der Freund seiner Mutter, hat ihn sexuell belästigt. Jeremy ist völlig durcheinander, denn eigentlich mag er George sehr gern. Aber er wird nicht damit fertig, daß George ihn so angefaßt hat. Da hilft ihm sein Messer aus Papier: ein Blatt, auf dem er alles aufgeschrieben hat ...

Ausführliche Literatur- und Medienhinweise finden Sie hier!
DONNA VITA, Fachhandel und Verlag für Materialien gegen den sexuellen Mißbrauch. Katalog, kostenlos,
Ruhnmark 11, 24975 Maasbüll
Tel.: 04634/1717, Fax: 04634/1702

Weitere Materialien

(Stand 1992/1993)

● *Broschüren zum Bestellen*
"Gewaltverhältnisse"
bei: Komitee für Grundrechte und Demokratie, An der Gasse 1, 64759 Sensbachtal, 15,- DM

"Sexuelle Gewalt an Mädchen" - Pädagogische Möglichkeiten in der Heimerziehung (Fortbildungsbrief)
bei: Evangelischer Erziehungsverband e.V., Lister Meile 87, 30161 Hannover, 4,- DM

"Sexueller Mißbrauch von Mädchen, Strategien zur Befreiung"
bei: Wannseeheim für Jugendarbeit e.V., Hohenzollernstr. 14, 14109 Berlin, 8,- DM

"Dokumentation zur Fachtagung Sexueller Mißbrauch von Mädchen und Frauen"
bei: Verein zur Weiterbildung für Frauen e.V., Venloer Str. 405 - 407, 50825 Köln, 5,- DM Spende

"Aus anderer Sicht" Sexuelle Gewalt gegen Mädchen und Frauen. Ursachen, Folgen, Widerstand.
bei: Wildwasser Marburg e.V., Barfüßer Straße 30, 35037 Marburg, ISBN 3-9803111-0-4 , 14,80 DM

"Gegen sexuellen Mißbrauch an Mädchen - Juristischer Leitfaden für HelferInnen"
bei:Wildwasser Nürnberg e.V., Roritzerstr. 22, 90419 Nürnberg, 8,- DM

Botens, Vienna/Stanzel, Gabriele:
Das Schweigen brechen. Analysen, Handlungskonzepte, beraterisch/therapeutische Ansätze
bei: Wildwasser Wiesbaden, Schwalbacher Str. 72, 65183 Wiesbaden, 8,- DM

Ursula Enders: **Sexueller Mißbrauch von Kindern. Expertise zum 5. Jugendbericht der Landesregierung NRW**
bei:
Ministerium für Arbeit, Gesundheit und Soziales NRW, Horionplatz 1, 40213 Düsseldorf, kostenlos

Monika Weber/Stephan Kibben: **"Was stimmt da nicht?" Sexueller Mißbrauch: Wahrnehmen und Handeln. Informationen und Anregungen für Kindergarten, Schule und Jugendarbeit**
bei: Ministerium für Arbeit, Gesundheit und Soziales NRW, Horionplatz 1, 40213 Düsseldorf, kostenlos

● *Ausstellungen zum sexuellen Mißbrauch an Mädchen , auszuleihen bei:*
1. *Wildwasser Marburg e.V., Barfüßer Str. 30, 35037 Marburg*
2. *Wildwasser Minden e.V., Alte Kirchstr. 11-15, 32423 Minden*

● *Theaterstücke:*
Püppchen
Ein Stück über sexuelle Gewalt gegen Mädchen für Menschen ab 15 Jahren, Begleitbroschüre zum Theaterstück, Bremen 1987, bei: Schnürschuh-Theater, Teerhof 21, 28199 Bremen

Das Familienalbum
Begleitbroschüre, Hamburg 1986, bei: Fundus-Theater, Huuskoppel 68, 22397 Hamburg

Frostnacht
Begleitbroschüre "Mein Tagebuch", Hamburg 1987, bei: Klecks Theater, Alter Steinweg 43, 20459 Hamburg

● *Spiel:*
Mebes, Marion:
Stück für Stück, *Arbeitsmittel für Mädchen- und Frauengruppen rund um die persönliche Sicherheit (zu bestellen bei Donna Vita)*

● *Lehrerheft*
Dahrendorf, Malte/Zimmermann, Peter (Hrsg.):
Sexueller Mißbrauch, *Unterrichtseinheit ab 8. Klasse als Begleitung zum Jugendbuch: Margret Steenfatt: Nele, Reinbek Rotfuchs 1987*

● *Ton - Dia - Show*
"Sexueller Mißbrauch - Einzelschicksale oder Mädchenalltag" *auszuleihen bei: Schattenriß Bremen e.V., Bremerhavener Str. 90, 28219 Bremen*

● *Plakate*
Zartbitter Köln e.V. (Hrsg.): Sag NEIN, geh weg und sprich darüber! Drei Plakate gegen sexuelle Gewalt.
Das **Kinderhaus** stellt einerseits liebevolle, zärtliche und lustvolle Kontakte sowohl zwischen Mädchen und Jungen als auch Kindern und Erwachsenen dar, andererseits gibt es die Erlaubnis, sich zu wehren, wenn jemand die eigenen Grenzen verletzt.Schon dieses Plakat kann aufdeckende Wirkung haben; einzelne Szenen können für Mädchen und Jungen sehr bedrohlich sein (z.B. das geschlossene Garagentor, die Bade-, Wohn- und Schlafzimmerszenen). Das Gespräch mit Kindern über dieses Plakat sollte sehr vorsichtig geführt werden. Es muß akzeptiert werden, wenn ein Mädchen oder Junge zu einzelnen Situationen nichts sagt. Damit auch ausländische Kinder sich leichter mit der Aussage des Plakates identifizieren können, sind einige Kinder dunkelhaarig.
Das "Nein"-Mädchen spricht Mädchen (und Jungen) von 8 bis 18 Jahren an. Wir haben Wert darauf gelegt, daß das Mädchen dem Mann ins Gesicht schaut und über Blick, Sprache und Körperhaltung ihr NEIN zum Ausdruck bringt. Das **"Nein"-Mädchen** ist ein mutiges Mädchen. Im Gespräch mit Kindern und Jugendlichen ist es wichtig, deutlich zu machen, daß Mädchen und Jungen auch dann keine Schuld trifft, wenn sie sich nicht wehren (können).
Dein Körper gehört Dir richtet sich an Mädchen und Jungen ab 10 Jahren, an Jugendliche und Erwachsene. Das Plakat gibt gezielte Informationen an Opfer sexueller Gewalt und deren Kontakt- und Vertrauenspersonen. Dieses Material ist nur bedingt als Lehrmittel für den Unterricht geeignet, da sich betroffene Kinder direkt erkannt und womöglich entblößt fühlen. Da dieses Plakat - vor allem durch das Kind im Tunnel - starke Emotionen auslösen kann, sollte es nicht zeitlich unbegrenzt und ständig sichtbar im Gruppenraum aufgehängt werden. Es empfiehlt sich für Flure und geschützte Beratungsräume.

Lesen mit Lust - Schreiben kein Frust

❑ Die Schweinekartei

Eine Literatur-Kartei zu „Gottfried, das fliegende Schwein"

Patrik Eis

Ab Kl. 3/4, ca. 75 S., A4, Papph.

ca. 35,- DM/273,- öS/36,20 sFr

(Erscheint Juli 1995)

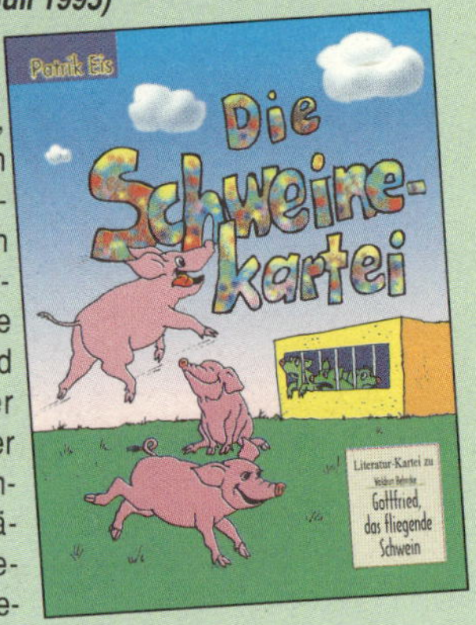

Schluß mit dem Schweinealltag! Nach Rätseln, Sprachübungen und Lückentexten zu Waldrun Behnckes Kinderbuch über Träume und Vorurteile sind die Schulkinder auf der Spur der Schweine und umkreisen das Phänomen des Fliegens. Da wird gerechnet und geschrieben, ausprobiert und ausgefüllt, gebastelt und gespielt. Eine fächerübergreifende Kartei, die Fragen stellt und Fragen beantwortet: Sind Schweine wirklich dumm und dreckig? Wären sie anders ohne den Menschen? Wie fliegen Tiere? Seit wann träumt der Mensch vom Fliegen?
Eine himmlische Schweinerei, die doch mit allen vier Hufen auf dem Teppich bleibt.

Gottfried, das fliegende Schwein

Waldrun Behncke

TB zur Kartei, 109 S., 12,80 DM *(im Vertrieb)*

Literatur-Kartei:

❑ Joschis Garten

Martin Schleeh, Anette Steimann

Ab Kl. 3/4, ca. 80 S., A4, Papph.

ca. 35,- DM/273,- öS/36,20 sFr

(Erscheint Juni 1995)

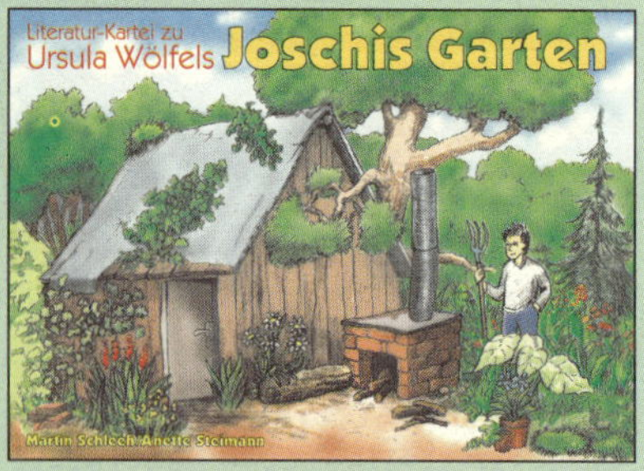

Ursula Wölfels Bestseller schildert die Suche eines einzelgängerischen Jungen nach einem Stück Geborgenheit. Am Ende verliert er zwar seinen Garten, hat aber einen Freund gewonnen.
Die Kartei bietet Schreib- und Gestaltungsanregungen für eine kreative und handlungsorientierte Auseinandersetzung mit der Lektüre. Von Rechtschreibübungen bis hin zu praktischen Gartenarbeiten, vom Religionsunterricht (z.B. Schöpfungsthematik) bis hin zum Sachunterricht reichen die Aufgabenschwerpunkte. Eine ideale Arbeitskartei auch für den fächerübergreifenden Unterricht.

Joschis Garten

Ursula Wölfel

TB zur Kartei, 126 S., 8,80 DM *(im Vertrieb)*

Literatur-Kartei:

❑ Ben liebt Anna

Markus Rolfes, Sigrid Südhoff

Ab Kl. 4/5, 75 S., A4, Papph.

35,- DM/273,- öS/36,20 sFr

Von den Freuden und Schwierigkeiten der ersten Liebe erzählt Peter Härtlings Kinderroman „Ben liebt Anna". Die Arbeitsblätter dieser Kartei bieten Schreibanlässe, motivieren zu Rollenspielen und Gesprächen übers Verliebt- und Anderssein und das Rauslassen von Gefühlen. Eine Literaturkartei *für* Mädchen und Jungen *über* Mädchen und Jungen.

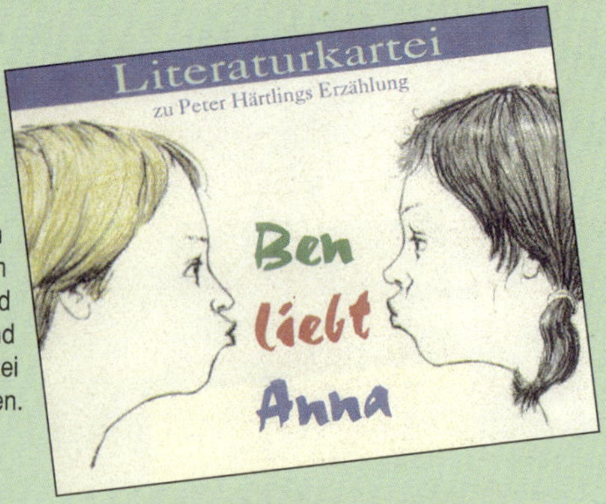

Ben liebt Anna

Peter Härtling

TB zur Kartei, 77 S., 6,80 DM *(im Vertrieb)*

Literatur-Kartei:

❑ Das Vamperl

Regina Spirgatis

Ab Kl. 3/4, 71 S., A4, Papph.

32,- DM/250,- öS/33,20 sFr

„Das Vamperl" ist ein guter Vampir, der böse Menschen zu freundlichen macht, indem er ihnen die Galle aussaugt. Die Literatur-Kartei regt zur Beschäftigung mit dem Verhalten der Menschen untereinander an. Nebenbei erfahren die Kinder noch etwas über Vampire und Fledermäuse.
Mit Rätseln, Puzzles, Spielen etc. will die Kartei auch das Hör-und Lesevermögen der Kinder fördern und Arbeitstechniken im Umgang mit dem Medium Buch vermitteln.

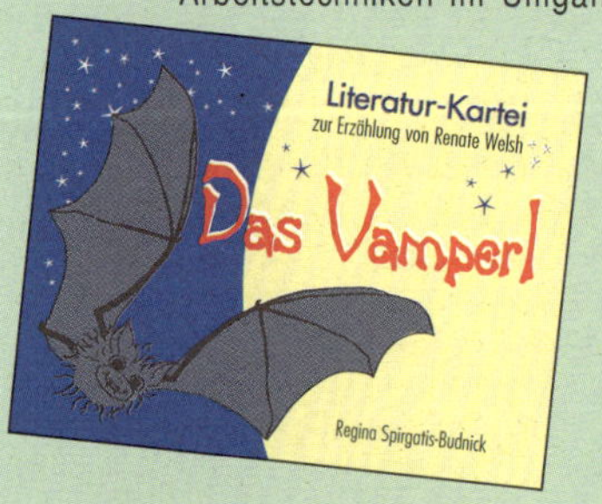

Das Vamperl

Renate Welsh

TB zur Kartei, 112 S., 8,90 DM *(im Vertrieb)*

Literatur-Kartei:

❑ Post für den Tiger

Ursula Hänggi

Kl. 2-4, 94 S., A4, Papph.

35,- DM/273,- öS/36,20 sFr

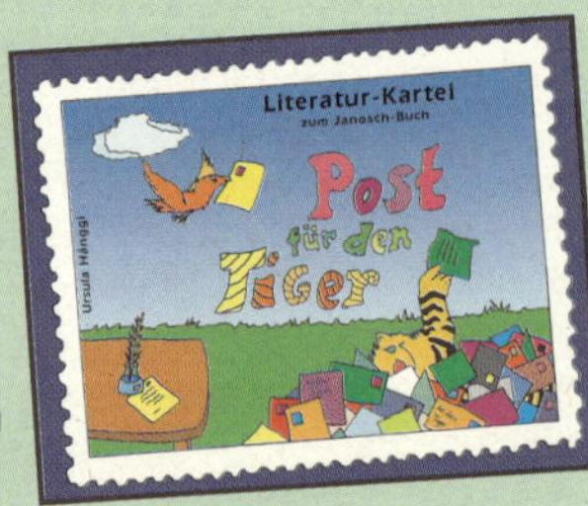

Noch nie ist die Geschichte von Briefpost, Luftpost und Telefon so lebendig und bewegend erzählt worden wie in Janoschs Bilderlesebuch „Post für den Tiger".
Arbeitsblätter regen zur Aufarbeitung und Vertiefung des Gelesenen an: Ein für den Briefträger-Hasen gelöstes Rätsel fördert die Konzentration, das Zählen der Streifen auf dem Tigerpelz macht Additionsaufgaben spannend. Ein Sachteil „Post" gibt zusätzlich interessante Informationen.

Post für den Tiger

Janosch

TB zur Kartei, 48 S., 9,80 DM *(im Vertrieb)*

Literatur-Kartei:

❑ Der kleine Elefant

Eine Afrika-Werkstatt

T. Laely, T. Boller, J. Tüch

Ab 3./4. Klasse, 82 S., A4, Papph.

35,- DM/273,- öS/36,20 sFr

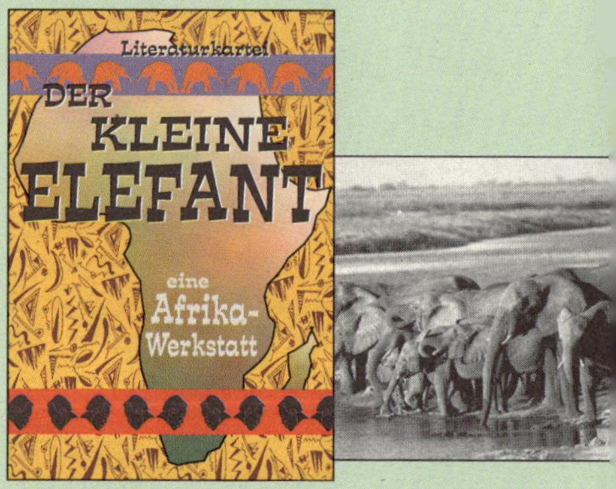

Hier beginnt die Geschichte der wundervollen Freundschaft zwischen dem schönen Mädchen Adjo Blé und dem kleinen Elefanten aus der alten Zeit, als die Tiere noch mit den Menschen sprechen konnten.
Die Arbeitsmappe bringt den Kindern die Welt Afrikas ein Stück näher, regt mit Rollenspielen und Arbeitsblättern zu ganz unterschiedlicher Beschäftigung mit dem Kontinent und seinen vielfältigen Themen an

Die Geschichte vom kleinen Elefanten

Jean-Marie Adiaffi

„Baobab"-Bilderbuch zur Kartei

19,80 DM *(im Vertrieb)*

❑ Abenteuer Lesen

Das 2. Lesespielpaket

Ursula Hänggi

Ab Kl. 2,

Paket: 4 Hefte, A5, je ca. 60-70 S., mit Info

ca. 30,- DM/234,- öS/31,20sFr

(Erscheint Juni 1995)

Bei diesen Abenteuern können die Kinder sich jeweils ihre eigene, individuelle Geschichte erlesen. Und sie können natürlich immer wieder von vorn beginnen und den Ablauf des Abenteuers verändern.
Zusätzlich können sie sich wieder ihr eigenes Buch ermalen. Mit Info-Blatt zum Selbermachen weiterer Lesespiele. Also, auf ins „Abenteur lesen".

Die vier Geschichten:

Die Astronautenprüfung
Professor Feuerbachs Zeitmaschine
Dem Dieb auf der Spur ...
Vampir-Fest auf Schloß Neu-Schreckstein

Erfahren - Erkunden - Erspielen

❑ Die Spaghetti-Werkstatt
Welt und Umwelt erkunden
- immer am Spaghetti lang -
Global Challenge Network e.V. (Hrsg.)
3./4. Kl., ca. 60 S., A4, Papph.
ca. 30,- DM/234,- öS/31,20 sFr
(Erscheint Mai 1995)

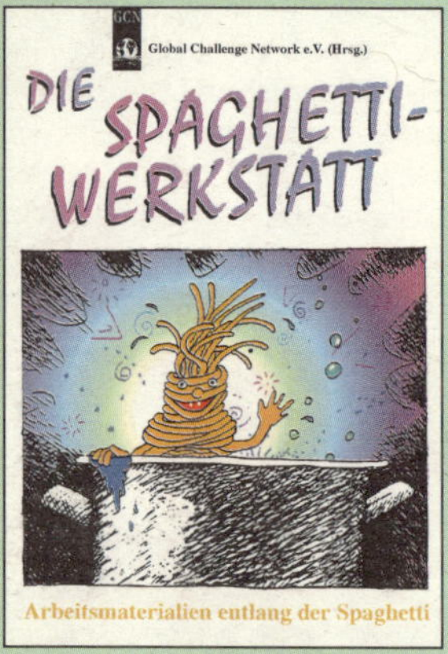

Mit Spaghetti die Welt erklären? Tatsächlich, es funktioniert. Von der Bodenbestellung, über den Anbau von Weizen, die Produktion, den Transport bis hin zum Verzehr eignet sich die Spaghetti als etwas anderer Einstieg und Ergänzung zum Pflichtstoff in allen Fächern der Grundschule. Die Materialien sind mit Bildkarten und zahlreichen Illustrationen versehen, die die Phantasie der Kinder anregen, freie Assoziationen ermöglichen und den Lehrstoff schmackhaft anreichern.

❑ Das große Buch der Mathespiele
Ulla Krämer, Hannelore Mühle
Kl. 1-4, ca. 240 S., A4, Pb
ca. 42,- DM/328,- öS
(Erscheint Juli 1995)

Eine Spielesammlung für jede Mathe-Gelegenheit: 80 (!) Mathespiele mit Spielplänen als Kopiervorlagen. Die Sammlung ist als Kartei angelegt: Zu jedem Spiel gibt es eine Karte, auf der Schuljahr, Gruppengröße, mathematischer Bereich, Spiel- und Lernziel sowie benötigte Materialien notiert sind. Neben ausführlichen Spielbeschreibungen gibt es zudem Vorschläge zur Abwandlung des Spielverlaufs und Platz für eigene Ideen.
Statt durch eintönigen Übungsformen lernen die Kinder hier in sich ständig verändernden Spielsituationen.
(Vertrieb Schweiz: sabe-Verlag, Zürich)

❑ Gestatten, Eiche!
Mit Kindern Bäume bestimmen
Hrsg. von der Höheren Forstbehörde Westfalen-Lippe
Ab 6 J., 70 S., A4, Papph.
28,- DM/219,- öS/29,30 sFr

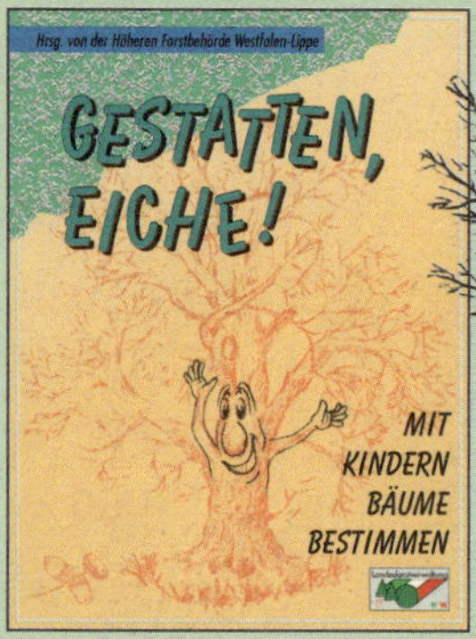

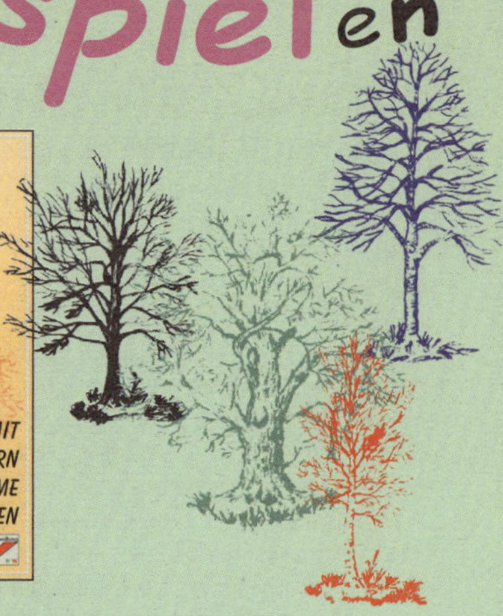

Die Arbeitskartei bietet Erkundungsbögen zu 18 heimischen Baumarten: Die Kinder malen die Bäume, kleben getrocknete Blätter ein und machen einen Rin-denabdruck. So entsteht ein ganz persönliches Bestimmungsbuch, das noch lange als Nachschlagewerk benutzt werden kann. Zu jeder Baumart gibt es ein ausführliches Infoblatt, viele Zeichnungen sowie weitere Arbeits- und Spielanregungen. Eine Lernkartei für alle Jahreszeiten!

❑ Mein Malkasten
Farben erkunden mit Kindern
Petra Lange-Weber
5-11 J., 80 S., A4 Papph.
35,- DM/273,- öS/36,20 sFr

Keine blasse Farblehre, sondern *die* pfiffige und fachkundige Einführung in die Welt der Deckfarben. Schritt für Schritt können Ihre Kinder die Farben des Malkastens kennenlernen, mit Hell-Dunkel-Abstufungen, Farbkontrasten etc. experimentieren und zugleich kreativ werden. Ob beim Kolorieren des „wabbeligen Königsblotzers", einer kühlen Winterlandschaft oder beim Spielen des Farben-Rommés: Durch phantasievolles Gestalten wird Grundlegendes gelernt, und daß die Ergebnisse immer farbenprächtiger werden, versteht sich von selbst.

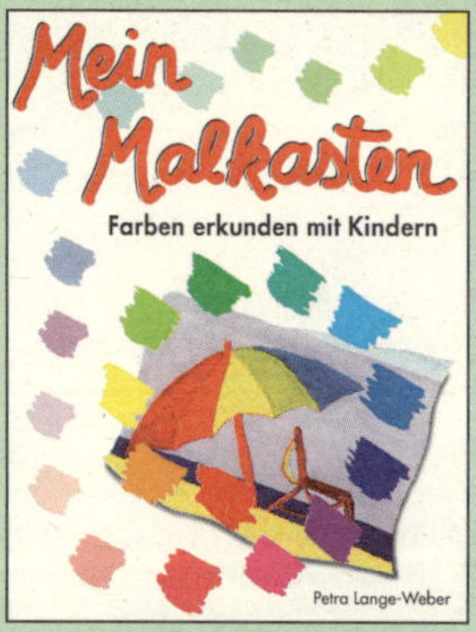

❑ Es wächst! Es wächst!
Ein kleiner Zimmergarten für Kinder
Lois Walker
KiGa und GS, 98 S., A4, Papph.
36,- DM/281,- öS/37,20 sFr

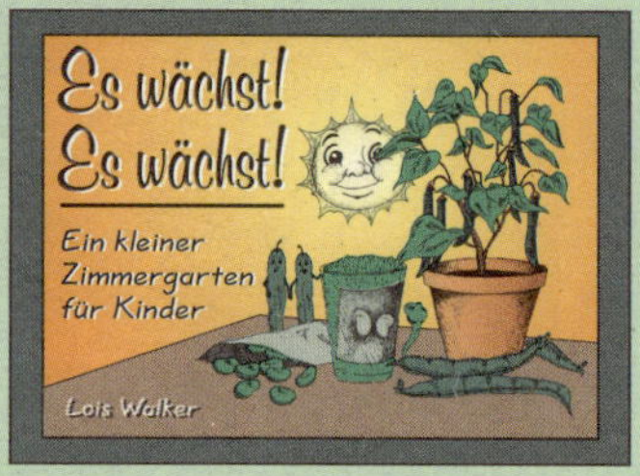

Der Einstieg für kleine GärtnerInnen: Ob man nun einen grünen Daumen hat oder nicht, mit diesem Buch wird Gärtnern kinderleicht.
Möhren, Zitrusfrüchte, Bohnen, Kartoffeln, Ananas, Mais, Äpfel etc. - die Kinder werden staunen, wie aus Früchten und Gemüse neue Pflanzen entstehen, die wiederum Früchte tragen.
Alle Projekte können drinnen durchgeführt werden. Licht, Wasser, Erde und ein bißchen Liebe zur Sache ... und schon können die Kinder den Pflanzen beim Wachsen zusehen.
Darüber hinaus findet man einfache Rezepte, z.B. für Möhrenbrot, Ananasjoghurt oder Karamelpopcorn und Bastelanleitungen für Zapfenmännchen, Pflanzenfiguren, marmorierte Töpfe usw.
Bei allen Projekten lernen die Kinder, verantwortungsbewußt mit Nahrungsmitteln umzugehen, Lebensbedingungen und Gefährdungen von Pflanzen zu beachten und zeitliche Abläufe zu begreifen.

Verlag an der Ruhr
Tel.: 0208 / 49 50 40
Fax: 0208 / 495 0 495

Postfach 10 22 51, 45422 Mülheim an der Ruhr
Alexanderstraße 54, 45472 Mülheim an der Ruhr

Für Bestellungen in Österreich bzw. der Schweiz:
Herder & Co., Viktor Kaplan Str. 9, A-2201 Gerasdorf
Informationsstelle Schulbuch, Postfach, CH-5001 Aarau

Es handelt sich hier nur um einen kleinen Auszug aus unserem Programm. Wir senden Ihnen gerne den kostenlosen aktuellen Katalog.

❑ Hiermit bestelle ich folgende/n Titel:

Anzahl	Titel

❑ Bitte senden Sie mir Ihren Katalog.

Anzahl	Titel

Absender:

Name

PLZ / Ort

Straße / Nr.

Datum / Unterschrift

Praxgrun-Bei. GS.95